우리가 몰랐던

턱관절 통증 치료의 놀라운 비밀

우리가 몰랐던

턱관절 통증 치료의 놀라운 비밀

로버트 업가르드 지음
권종진(치의학 박사) 감수 | **장성준** 옮김

중앙생활사

감수의 글

귀와 머리가 아픈데 턱관절이 문제라고?

귀가 아파 이비인후과에서 정밀검사를 했는데 이상이 없다고 한다. 계속 귀가 아프고 머리까지 아파서 신경과, 신경외과, 정신과, 내과에서 MRI, CT, 뇌파검사 등 검사란 검사는 다해도 두통은 점점 심해지는데 이상이 없다고 한다. 머리, 목의 앞과 뒤 근육 심지어 어깨까지 아파서 물리치료, 침, 근육이완제, 보톡스 등 온갖 치료를 다 받아도 턱에서 계속 소리가 나고 조금 지나니까 또 아파진다.

이렇듯 똑같은 증상으로 힘들어하는데 원인을 못 찾아서 학회에서 보고한 의사 이름을 따서 '코스텐증후군(Costen's syndrome)'이라고 명명한 지 50년이 넘었는데 아직도 같은 경로를 걷는 분들이 많다.

치료를 받다보면 턱에서 나던 소리가 없어지고, 근육통이 줄어들고, 두통이 없어지고, 입 벌어지는 것도 조금 줄어들어 나은 것 같지만 아쉽게도 결국 대부분 더 나빠진다. 턱관절원판(디스크)이 더 앞으로, 안으로 빠져서 비슷한 증상들에 이제는 통증까지 몇 배 더 심해져 치료기간이 길어지는 것은 물론 치료하기도 더욱 힘들어진다.

처음 턱에서 소리가 난 것이 '턱관절증'이 시작되었다는 경고음이었는데….

턱관절 질환과 관련 질환에 대하여 40여 년 동안 강의하고 치료해온 사람으로서, 오늘날처럼 전문화되고 세분화된 턱관절 관련 질환들에 대한 대처법과 치료법에 격세지감도 들지만, 한편으로는 아쉬움과 안타까움이 크다. 돌이켜보면 당시에는 아주 혁신적이고 궁극적인 치료법이라고 국내는 물론 국제적으로 신망 있는 전문잡지들이 앞 다투어 소개하던 그 유명한 분들의, 자신만만하게 소개되었던 방법들이 지금은 거의 사용되지 않는 것은 물론 부끄러워해야 하는 상황이 된 경우가 제법 있기 때문이다.

극단적인 예로, 일시적으로 아래위 치아가 잘 맞지 않고 사이가 뜰 때 어떤 방법을 사용해서든 증상이 호전될 경우 그 상태의 교합(아래위 치아관계)을 유지해주면 될 것으로 판단하고, 교합을 재구성하기 위하여 치아를 전부 갈아 보철을 해주었다. 보통 의사들은 감히 엄두도 못 냈던 어려운 치료법을 시행했지만 일부에서는 증상이 재발되고 통증이 다시 시작되었다.

입을 벌릴 때 딱딱 소리가 난다고 하니 관절원판(디스크)이 빠졌다고 판단해 디스크를 제자리에 넣어주거나 제거하고 적응시키면 될 것으로 보고 전신마취를 한 뒤 시행했던 그 많은 수술이 오늘날에는 거의 쓸모가 없어졌다.

물론 치아를 전부 갈아 교합을 재구성하는 치료법이나 관절원판(디스크)을 제거하거나 재위치시키는 수술이 절대로 불필요한 것은 아니다. 하지만 이제는 오랜 기간 발전과 시행착오를 거쳐 극단적인 치료법까지 가기 전에 다양한 운동요법, 물리치료, 약물요법, 교합상을 이용한 운동과 유지 · 원인제거, 내시경, 세정술 등을 통하여 거의 모든 턱관절 증상을 해결할 수 있게 되었다.

요즘 턱관절 질환 관련 외과적 처치나 수술은 골절, 류머티스 관절염, 종양, 턱이 전혀 움직이지 않는 강직증을 해결하기 위한 악관절 형성술 또는 현존하는 모든 방법으로도 입이 벌어지지 않거나 통증이 조절되지 않는 경우에 한정하여 시행된다. 따라서 통상 '턱관절증'이라고 불리는 증상을 전신마취한 뒤 수술해 치료했다는 보고는 거의 찾아볼 수 없게 되었다.

자가요법, 근육이완제나 보톡스 등을 이용한 약물요법, 물리치료, 다양한 교합상(스플린트) 등을 이용한 보존적 치료를 해도 결과가 만족스럽지 못하면 치료 효과를 높이기 위하여 턱관절 내에 하이알루로닉애시드라는 약물을 주사하기도 하며, 한 발 더 나아가 국소마취한 뒤 턱관절의 세정술 또는 관절경을 이용한 적극적인 세정술과 간단한 수술을 한다.

일반적으로 알고 있는 턱관절 질환은 전신마취를 하여 수술하는 경우가 거의 없어졌으나 아무리 해도 통증이 없어지지 않거나 입이 더는 벌어지지 않거나 외상에 의한 골절, 턱관절이 머리뼈와 붙어버리는 강직증에는 관절원판제거술, 이식술, 턱관절재건술, 턱관절형성술, 류머티즘 등에 의한 인공관절 치환술 등의 전문적인 수술이 아직도 시행되고 있다.

일반적으로 알려진 턱관절 장애는 크게 다음과 같다.

❶ 턱관절 통증, 관절원판 장애: 가끔 턱관절이 걸렸다 스스로 풀리기를 반복한다. 관절에서 소리가 나고 더욱 나빠지면 아예 소리가 없어진다. 하지만 좋아진 것으로 잘못 판단하고 방치하는 경우가 많다. 입 벌어지는 정도가 손가락 3개가 들어가다가 나빠지면 소리는 없어지는데 입 벌어지는 정도가 줄어들어 손가락 2개도 간신히 들어간다. 그 후 귀가 아픈 것처럼 턱관절 내에서 통증이 시작된다.

❷ 턱관절 염증

❸ 턱관절 탈구: 아래턱이 빠져서 스스로 들어가기도 하지만, 들어가지 않아 응급실로 오는 경우도 많다,

❹ 저작근 장애: 국소 근육통, 근막통증, 저작근의 경련

이들 치료는 이 책에서 소개한 자가요법, 물리치료, 심리치료를 포함하는 행동치료 이외에도 근육이완제, 보톡스 등의 약물요법, 몇 종류의 교합상(스플린트)을 이용한 보존요법으로 상당한 효과를 얻고 있다.

특히 통증과 관련해서 턱관절 질환은 관절과 관련된 만성통증 증상과 아래턱의 기능 때문에 생기는 저작근 통증과 관련 있는 만성통증 증상을 포함한다. 통증은 보통 간헐적이지만 일정 기간 지속되는 경우도 많으며, 아래턱(하악)을 움직이면 관절잡음, 찌르는 것 같은 아픔, 그리고 관절강 내에서 디스크가 걸려 입이 벌어지는 간격이 줄어드는 악관절내장증의 전형적인 증상이 나타나면서 확대된다.

더욱이 턱관절내장증이 전신통증의 일부처럼 느껴지는 것은 공통의 신경전달물질과 심리적인 것에 관련이 있다고 알려져 있다. 턱관절 환자들은 비전형적 비관절성, 비근육성 안면통증, 비전형적 치통, 안면감각마비, 그리고 두통, 후두·목·허리 통증을 느끼기도 하며 나아가 과민성대장증후군, 골반통, 가려움증, 섬유근육

통으로 고통받는다고 호소한다. 그러나 이러한 경향은 치과검사에서 발견되지 않는 경우가 많다. 마치 심리사회적 스트레스 요인들과 정신신체증상들과 통증의 관계가 잘 발견되지 않는 것처럼.

신체형장애(somatoform)는 환자가 너무 심하게 우려하는 심리적 장애 때문에 생기는 신체의 감각과 기능의 장애다. 세로토닌이 통증의 인지와 방해에 중추적 역할을 하는 것은 이미 잘 알려져 있다. 최근에 관찰된 턱관절증과 세로토닌유전자다형성(polymorphism), 기능성 신체장애, 통일된 유전자결함의 관계는 턱관절증과 전신통증 내지는 위에 적은 전신 증상들이 나타나는 것과 관계에서 의미하는 바가 크다.

다행히 이 책에서 소개한 치료법과 이론들은 지난 반세기 동안 시행착오를 거쳐 정립되어 현재 치료법과 병용할 수 있는 방법들이다. 턱관절로 고통받는 환자들이 병원이나 의사에게만 의지하지 말고 이 책을 통하여 턱관절증이라는 질환과 증상을 이해하고 실생활에서 실행함으로써 상승효과를 볼 수 있을 것이다. 턱관절로 인한 통증과 유사통증에 장기간 시달리는 분들도 이 책을 꼭 읽어보면 좋겠다.

권종진

차 례

02 턱관절 기능 향상 운동

03 통증유발점을 이용한 연관통 치료법

04 나쁜 습관 없애기

09 스플린트(교합상) 장착

10 턱관절 장애에 유용한 치료법

Part 3 턱관절 장애와 양악수술, 임플란트

11 턱관절 질환의 진단과 치료

12 양악수술

13 임플란트

14 고령자, 고혈압 환자, 당뇨 환자 등의 치과치료

어느 날 내 진료실이 있는 지역과는 꽤 멀리 떨어진 곳에서 대학을 다니는 리즈(Liz)가 전화해서 얼굴 왼쪽의 극심한 통증을 호소했다. 그녀는 턱이 빠진 것 같아 가끔 입을 벌릴 수 없었던 적도 있다고 했다. 또 턱관절 주변으로 딸깍거리는 느낌도 있다고 말했다. 그녀에게는 도움이 절실히 필요해 보였으며, 턱관절 문제가 심해져 학교생활이 곤란할 정도로 보였다.

하지만 리즈가 진료실로 직접 올 수 없었기에 그녀에게 전화로 도움이 될 만한 방법을 알려주기로 했다. 먼저 질병 상태를 평가하기 위한 질문지를 메일로 보내 답하게 한 다음 전화를 했다. 이야기를 나누는 동안 마치 진료실에서 직접 종합적으로 진찰하는 것처럼 전신 상태에 대해 대화를 나누었다. 그리고 통증을 완화해 줄 운동요법을 처방해주고 방학이 되면 직접 진료실로 오라고 했다. 그러나 그 약속은 지킬 필요가 없게 되었다.

리즈를 치료한 사례가 바로 이 책을 집필하게 된 동기가 되었다. 그녀를 치료한 경험을 토대로 턱관절 장애에 대해 보통 사람들을 이해시킬 수 있다는 결론을 얻었다. 턱관절 장애나 관련 질환으로 고생하는 환자가 직접 문제를 이해하게 하고, 이후 치료과정에 참여시키는 것이 새로운 치료방법이다. 자기 건강을 자신이 능동적으로 책임지게 하고 치료과정에 확신을 갖게 해주는 것이 아주 효과 좋은 치료법이라고 생각한다.

리즈를 치료한 뒤에도 나와 상담하고 나서 생활방식에 변화를 주어 고통에서 벗어나는 사람들이 점점 늘었다. 지금은 이미 환자 수백 명이 리즈의 극복과정을 따라 하고 있다. 당신도 똑같이 할 수 있다. 지금 당신이 턱관절 장애로 병원을 찾아야 한다면 이 책이 당신 질병을 이해하고 치료과정에 기여하기 위해 무엇을 해야 하는지 방향을 제시할 것이다.

이 책에는 나를 찾아온 환자들의 회복을 돕고 건강을 유지하게 하려고 환자들에게 가르쳐주었던 모든 내용을 담았다. 그러나 여기에 소개하는 내용이 현재 잘 알려진 효과적인 치료법을 대신하려는 것이 아니며 단지 기존 치료법의 효과를 증진하기 위한 것임을 명심하기 바란다.

턱관절 장애는 턱과 맞닿아 있는 목과 머리에 통증이나 불편감 또는 장애가 생기는 것으로 미국의 경우만 보더라도 해마다 환자가 수백만 명이나 발생한다. 일생에 걸쳐 적어도 한 번 이상 턱관절 장애를 겪는 비율은 20%에 달하며, 전체 인구의 5%는 반드시 적절한 치료가 필요한 것으로 알려져 있으나 그 수치는 가변적이다.

수많은 환자가 갖은 노력을 했는데도 필요 이상으로 심한 턱관절 통증으로 고통받고 있다. 턱관절 장애는 남자에 비해 여자 환자의 비율이 두 배 가까이 되는데 그 이유는 아직 명확히 밝혀지지 않았다. 턱관절 장애에 따른 통증을 완화하기 위해 막대한 비용이 진통제와 불필요하고 비싼 검사, 심지어 효과도 없는 치료법에 쓰인다. 때때로 수술을 하기도 하지만, 치료는커녕 오히려 문제를 악화하기도 한다.

턱관절 장애는 여러 가지 이름으로 불린다. 흔히 턱관절, 턱관절 증후군, 턱관절 장애, 턱관절 질환 등으로 다양한 용어가 사용된다.

턱관절 장애는 측두골과 하악골이 이루는 관절에 생기는 여러 질환을 통칭하지만 관절이나 주변의 근육 또는 그 둘 모두에 통증이나 문제가 생긴 상태를 뜻한다. 따라서 턱관절 장애는 대개 하나의 질환이기보다는 턱관절과 그 주변 근육에 영향을 주는 여러 상황에 직접 영향을 받는다. 이 책에서 소개하는 '종합 건강 프로그램(Total Wellness Program)'은 통증 완화에도 효과적이지만 아울러 개개인의 전신건강 상태를 평가할 수 있는 통찰력을 갖게 해줄 것이다.

최근까지 연구한 결과 턱관절 장애에 새로운 지평이 열렸다. 특히 두 가지 면에서 주목할 것이 있다. 그중 하나는 그동안 오랜 기간 연구되었지만 관심을 받지 못했던 분야인 '교통사고에 따른 경추 염좌(편타성 손상, Whiplash)'다. 미국에서는 해마다 경추 염좌 환자가 365만 명이나 발생한다. 교통사고로 인한 경추 염좌 환자의 87~97%가 목뿐만 아니라 턱관절에도 문제가 있는 것으로 밝혀졌다.

턱관절 문제는 경추 염좌와 구분하기 위해 '턱관절 염좌'라고 한다. 하지만 턱관절 손상은 대개 간과되었다. 턱관절 염좌에 대해 더 많이 연구하고 치료법을 개발한다면 향후 치료성과가 더 좋아질 것으로 보인다. 경추 염좌와 턱관절 장애의 관련성은 이 책 7장에서 소개한다.

또 다른 분야 하나는 의학계에서 많이 연구하고 있는 '섬유근육통(Fibromyalgia)'이다. 1987년 미국의학협회는 섬유근육통이 관련 증상의 복합 질환임을 인지했다. 그 이전에 이 질환은 섬유조직염(Fibrositis), 근막염(Myofascitis), 근섬유막염(Myofibrositis), 근경증(Myogelosis), 근육통(Myalgia) 등의 다양한 이름으로 불려왔다.

그런데 턱관절 장애와 여러 면에서 증상이 유사한 섬유근육통에 대한 연구결과로 턱관절 장애도 한층 더 이해하게 되었다. 많은 환자가 두 질환을 함께 앓는 것으로 밝혀졌다. 이 두 질환의 연관성은 8장에서 자세히 살펴본다.

새롭게 밝혀진 정보를 모두 섭렵하고 나면 턱관절 장애를 더욱 잘 이해할 수 있게 될 테고 치료와 예방에 더 적극적으로 임할 수 있을 것이다. 이 책에서는 간편하고 보존적이며 비용 대비 효과가 훌륭한 여러 가지 방법으로 턱관절 장애의 고통에서 벗어나 건강하게 생활할 수 있게 하고자 한다. 질병을 이해하는 데 필요한 정보를 섭렵하고, 자신의 건강 회복 계획을 개발하는 데 필요한 방법을 모두 익히고 나면 턱관절 장애를 극복할 수 있을 것이다. 이것이 이 책에 담고자 하는 모든 내용이다.

종합 건강 프로그램(Total Wellness Program)의 배경

미국을 비롯한 여러 나라에서 보건 의료는 극적으로 변화하고 있다. 전 국민에 대한 의료 보장은 현실과 동떨어져 있다. 의료 서비스 이용에는 비용이 들기 때문에 경제적으로 여유롭지 못한 사람들에게는 남의 이야기처럼 들릴지도 모른다. 그러나 건강을 지키고 질병을 예방하도록 돕는 것도 중요하지만 무엇보다 더 중요한 것은 의료 전문가들과 자신의 치료에 대해 결정할 때 직접 참여하도록 도와주는 것이다.

내가 운영하는 병원은 지방에 있다. 지방에 사는 환자들은 전문적인 진료를 받으려면 먼 거리를 이동해야 할 때가 많다. 그래서 나는 환자 본인이 치료에 직접 참여할 수 있도록 교육하는 치료계획과 치료방법을 개발하기로 마음먹었다. 그 결과 턱관절 환자 치료에 매우 성공적이었고, 비용 대비 효과 면에서도 훌륭했다. 또 수술 등 침습적 치료가 아닌 보존적 요법으로도 치료효과를 거둘 수 있었다.

나는 진료를 받으러 온 환자들에게 '종합 건강 프로그램'을 강조했다. 그 결과 환자들이 각각의 치료 단계별 중요성과 그 앞뒤 관계를 이해하면 치료성과가 더 빠르게 나타나고 경과도 좋았다.

이 치료 프로그램은 내가 만들어낸 마술 같은 방법은 아니다. 미국의 여러 저명한 전문가와 유수한 병원에서 오랜 시간 연구한 끝에 개발된 기술과 치료계획을 발전시킨 것에 지나지 않는다. 그중에는 특별히 미네소타대학교의 턱관절·두경부 통증클리닉에서 큰 도움을 얻었다. 그곳에서 나는 턱관절 장애에 다양한 분야에서 종합적으로 접근하는 방법을 배웠다.

많은 환자가 턱관절 장애 전문병원이 너무 멀어서 치료받으러 가지 못한다는 사실을 깨닫고 턱관절과 관련된 질환들을 모두 함께 진료할 수 있는 병원을 만들어야겠다고 결심했다.

나는 환자들이 스스로 치유해나가도록 이끌 방법이 있을 것이라고 믿었다. 리즈를 성공적으로 치료한 이후 확신을 얻었고, 더욱 그 일에 전념했다. 해법을 찾으려고 노력한 끝에 미국 서부 해안지역에 있는 데이비드 사이먼(David Simons), 재닛 트라벨(Janet Travell) 박사와 동부 해안지방의 해럴드 겔브(Harold Gelb), 래리 푼트(Larry Funt) 박사를 알게 되었다. 이 책에는 내가 만난 전문가들에게서 제공받은 주요 정보가 담겨 있다. 나에게 전문적인 자료를 제공해준 이들에게 감사의 뜻을 전한다.

이 치료 프로그램은 이미 여러 증례로 그 효과가 입증되었다. 나를 찾은 환자들의 치료과정을 추적 관찰하며 그들과 이야기하는 데 시간을 들인 결과다. 치료를 시작하고 몇 주 안에 증상이 뚜렷하게 호전되지 않은 환자들은 그 치료가 적절했는지를 해당 전문가들에게 자문했다. 1992년에는 10년 동안 치료한 환자 382명의 증례를 종합하여 논문을 발표했다. 이를 위해 치료가 종결된 뒤에도 지속적으로 환자들의 상태를 추적 관찰했다. 환자들은 긍정적인 반응을 보였으며 결과에 만족했다.

- 모든 환자가 비수술적 방법으로 치료되었다.
- 치료 프로그램을 지속적으로 따른 결과 환자들은 곧 회복되었고, 그 상태를 그대로 유지했다.
- 문제가 생겼다고 보고한 환자도 몇몇 있었지만, 곧이어 자신

에게 필요한 것이 무엇인지 깨닫고 다시 치료 프로그램에 복귀했다.

- 생각보다 치료성과가 더디게 나타났다고 보고한 경우도 있었지만, 결국 모두 회복되었다.
- 증세가 다시 악화되는 것 같거나 마음이 편치 못하다며 병원을 찾아온 사람은 몇 명뿐이었다.

이와 같은 환자들의 치료 후 경과 관찰은 과학적으로 설계된 연구는 아니었으나 내 치료 프로그램이 환자 대부분에게 효과가 있다는 확신을 주었다. 대다수 의사는 진료 일정이 빡빡해서 환자들이 어떻게 지내는지 전화로 확인할 여유가 없지만, 나는 연구에도 필요했지만 환자들과 관계를 증진하기 위해서도 전화를 하고 안부를 확인하는 것이 치료에 도움이 된다고 생각했다.

턱관절 장애로 병원에 갈 생각이라면, 자신의 고충을 경청해줄 의사가 있는 병원을 찾는 것이 중요하다.

구강외과학 박사 찰스 그린(Charles S. Greene)은 1992년 일리노이대학교 치과대학에서 구강안면 통증연구소 소장으로 있던 시절 턱관절 장애 환자의 치료과정에 환자와 의사소통이 매우 중요한 요소임을 인정했다. 환자들은 통증과 향후 경과에 매우 민감하기 때문에 의사나 치과의사와 폭넓게 대화하는 것이 그들의 걱정을 덜어주는 데 매우 효과적이다. 즉, 환자 상태를 잘 알고 있는 의사와 상담하는 것이 치료과정에 도움이 된다.

먼저 의료진은 환자들 이야기를 기꺼이 믿어야 한다. 그렇게 함으로써 환자와 적절한 유대관계와 신뢰감이 형성된다. 환자가 치료계획에 적극적인 동반자로 참여하도록 방법을 알려주면 치료성과가 놀랍게 향상된다. 치료계획에 대한 믿음이 매우 효과적인 처방인 셈이다.

전문 의료진은 종종 자신의 전문 분야에 국한해서만 환자를 보느라 전체를 놓치는 실수를 범한다. 의사나 치과의사가 자기 분야에서 전문의가 되기까지 수련기간을 생각해보면 왜 그렇게 되는지 이해는 된다. 하지만 각각의 분야가 종합적으로 기능하지 못하면 치료경과는 기대 이하로 나빠진다.

실제로 턱관절 장애가 머리, 목, 어깨를 비롯한 전신 근육과 관련이 있다는 것을 이해하는 치과의사가 과연 얼마나 될까? 통증유발점이나 연관 통증에 대해 이해하는 의사, 환자에게 도움이 될 턱관절 고정장치(스플린트, 구강내장치물)를 제대로 고안해낼 수 있는 의사가 과연 몇이나 될까? 문제를 정확히 파악하지 못하고, 무엇이 적절한 치료인지 모르는 상태로 불필요한 약을 처방하는 의사, 전체 문제를 파악하지 못하고 다른 전공 분야 전문가에게 환자를 보내는 의사들은 또 얼마나 많은가?

환자 본인이 '종합 건강 프로그램'의 근본 원리를 이해하고 자신의 일상생활에 뿌리내리게 해야 하는 까닭이 바로 여기에 있다. 의사, 치과의사, 물리치료사를 비롯하여 어떤 전문가를 만나게 되더라도 여기에 소개한 치료 프로그램은 회복 속도를 촉진할 것이다. 이 치료 프로그램은 침습적이거나 돌이킬 수 없는 위험 요소가 없다. 적어도 증상을 악화할 만한 요소는 없다. 이 치료 프로그램을 따르는 데는 비용도 들지 않는다. 무엇보다 이 치료 프로그램을 따르고 나서 상태가 얼마나 좋아졌는지 놀라게 될 것이다.

내 딸 케이티를 예로 들어보겠다. 케이티는 쌍둥이를 낳고서 손이 저린 증상이 나타나는 손목터널증후군(Carpal Tunnel Syndrome)이 양손에 생겼다. 오른손은 수술을 받았고, 곧이어 왼손도 수술을 받을 예정이었다. 그사이에 턱관절에 통증을 느끼기 시작했고, 이미 수술을 받은 오른 손목에 다시 통증이 생겼다.

그러자 케이티는 나에게 도움을 청했다. 우리는 종합 건강 프로그램의 모든 면을 함께 면밀히 검토했다. 그 결과, 케이티의 평소 자세가 좋지 않은 것을 발견했다. 그도 그럴 것이 늘 양손으로 무거운 아이 둘을 안고 다녀야 했기 때문이다.

나는 케이티에게 턱관절에 필요한 운동과 전신에 필요한 운동을 처방했다. 케이티에게 스플린트 장치물은 필요 없었다. 그렇게 몇 주가 지나자 턱의 통증이 사라졌다. 아울러 손목과 손이 저린 증상도 함께 사라졌다. 그 쌍둥이가 열다섯 살이 되는 동안 딸아이는 내가 처방한 치료 프로그램을 계속 지켜왔다. 몸이 예전의 나쁜 습관으로 돌아가면 무엇을 어떻게 해야 하는지 알고 있었다. 그 뒤 딸아이는 턱관절 통증이나 손 저림으로 더는 치료받을 필요가 없었다.

아마도 앞에서 언급한 바 있는 '관련 질환'이 무엇을 의미하는지 궁금한 독자들이 있을 것이다. 케이티가 턱관절 통증을 겪었던 사례가 바로 여기에 해당한다. 나쁜 자세와 비정상적인 근육 긴장 상태가 전신에 걸쳐 다양한 통증과 연관되어 있는 경우가 매우 많다. 내가 치료 프로그램에서 권장하는 운동법은 턱의 통증을 완화하는 데 효과가 있다. 이 책을 숙독하고 잘 따르면 자신을 괴롭히는 여러 건강상 문제를 직접 해결할 수 있을 것이다.

이 책을 활용하는 방법

이 책은 크게 'Part 1 당신을 위한 종합 건강 프로그램'과 'Part 2 턱관절 장애 치유하기', 'Part 3 턱관절 장애와 양악수술, 임플란트'로 나뉘어 있다. Part 1에서는 시작부터 끝까지 도표의 빈칸을 채우고 질문지에 답을 달아본다. Part 2에는 질환별로 더 자세한 정보와 환자에게 알맞은 치료법을 담고 있다.

Part 1에서 1장부터 6장에 걸쳐 소개하는 치료법을 모두 제대로 익히고 실천한다면 효과가 있을 것으로 확신한다. 반드시 1장부터 6장까지 내용을 숙지하고 함께 실천해야 한다. 그리고 치료방법이 효과를 나타낼 때까지 기다릴 줄도 알아야 한다. 몸의 잘못된 습관을 버리면 몸 상태도 좋아지고 통증에서도 벗어날 수 있다. 몸이 회복되기 위해 꼭 필요한 시간만큼도 기다리지 못하고 포기해 버리는 잘못을 범하지 않기 바란다.

모든 사람은 저마다 다른 독특한 존재임을 기억하라. 단 한 번의 사건이나 사고 또는 평소의 잘못된 습관이 온몸에 문제를 유발할 수 있다. "아는 것이 힘이다"라는 격언처럼 자기 건강을 돌보는 의료진과 함께 치료과정에서 스스로 중요한 역할을 할 수 있도록 능력을 키워야 한다.

이 책을 집필한 의도에는 자기 건강과 관련해 중요한 결정을 내려야 하는 순간에 의료진에게 환자 본인이 자기 의견을 직접 피력하는 능력을 심어주고자 하는 것도 포함되어 있다. 그것이 가능하려면 무엇보다 환자 본인이 턱관절 장애와 여러 치료 방법에 대해 정확한 정보를 습득해야 한다. 그러한 정보를 바탕으로 어떻게 하면 증상이 호전될지 본인이 결정할 수 있어야 한다.

이를 위해서는 앞으로 이어질 각 장의 내용을 주의 깊게 읽어야 한다. 질병을 극복하려면 일상생활, 업무, 자세와 습관 등에서 변화가 필요하다. 내가 소개하는 운동요법을 시작하면 곧 몸이 좋아지는 것을 느낄 수 있다.

이 책에서는 약물치료나 수술, 주사, 심지어 방사선검사도 언급하지 않는다. 치료를 성공하기 위해 가장 중요한 것은 자신에 대한 자신감과 종합 건강 프로그램을 끝까지 충실하게 지킬 수 있다는 신념이다. 이미 환자 수백 명이 이 치료 프로그램으로 성공하는 것을 보았기에 여러분의 평생 건강과 행복도 충분히 가능하다고 믿는다.

단기간에 치료효과를 경험하려면

턱관절 장애로 고통받는 사람들 대부분이 즉각적인 통증 완화 방법을 간절히 바란다. 이 책에서는 문제를 완전히 해결하기 위해 장기간 노력이 필요한 종합 건강 프로그램을 6장에 걸쳐 소개한다. 그와 함께 당장의 통증을 완화하기 위해 집에서 할 수 있는 방법도 소개한다. 이미 환자 수백 명이 다음 세 가지 방법을 익히고 연습하는 것으로 증상이 완화되는 것을 경험했다. 여러분도 다음의 방법을 시행하면 치료효과를 즉각 경험할 것이다.

먼저 턱관절 장애의 80~90%가 머리와 목 부위, 어깨 주변 근육 그리고 전신의 근육과 관련이 있음을 알아야 한다. 앞에 열거한 근육들이 통증유발점이라고 하는 특정부위에서 긴장하고 경련을 일으키면 턱관절에도 문제가 생긴다.

일례로, 어깨 근육이 비정상적으로 긴장했을 때 턱이 아플 수 있다. 이러한 통증을 '연관통(Referred Pain)'이라고 한다. 통증의 원인이 되는 근육을 이완하고 통증 유발을 억제하는 방법을 익히는 것이 회복에 이르는 길이다. 그리고 재발하지 않는 방법을 배우는 것은 건강 유지에 필수 요소다.

여기에서는 우선 이 치료 프로그램을 처음 접하는 사람들을 위해 방법을 간단히 소개한다. 이른바 '빠른 회복법'이라 할 수 있는 방법이다. 그러나 평생 건강을 위해서는 1~6장에서 소개하는 종합 건강 프로그램을 제대로 이해하고 습득해야 한다.

무리하게 턱에 힘주지 않기

턱을 늘 이완하는 방법을 연습한다. 턱을 이완상태로 두어 주변 근육도 함께 편안한 상태로 만들어준다.

❶ 혀 앞쪽 3분의 1을 입천장에 갖다 댄다.

❷ 혀끝에 살짝 힘을 가하면서 이 자세를 유지한다. 단, 혀끝이 치아에 닿지 않도록 한다.

❸ 입술을 가지런히 모은다. 이때 아래위로 치아가 서로 맞닿지 않아야 아래턱이 완전히 이완된다.

❹ 코로 숨을 깊게 들이마시고 입으로 내쉰다. 가급적이면 가슴보다는 횡격막을 이용하는 복식호흡을 한다.

이 운동법을 평생의 습관이 될 때까지 연습할 것을 권한다. 입술이 붙어 있으면서 아래위 치아는 살짝 떨어져 있어야 하며, 혀끝은 입천장에 있고 아래턱은 이완상태를 유지하는 자세를 기억하라(74~75쪽 참고). 하루에도 여러 번 연습해서 완전히 일상생활의 일부가 되어 밤이나 낮이나 잠을 자거나 깨어 있거나 이 자세를 유지할 수 있을 때까지 연습한다. 이 운동이 효과적인 이유는 무엇인가? 턱이 편안하게 이완된 상태로 오래 유지되면 턱관절 통증도 사라진다. 치아가 편안한 새로운 자세에 맞춰 자리를 잡기 때문이다.

나쁜 습관 없애기

턱관절 통증에서 완전히 회복되려면 전신 자세가 중요하다. 환자들에게 턱관절 통증이 환자의 발에서 시작되었다고 설명하면 대부분 놀란다. 왜 그럴까? 자세가 잘못되면 머리가 척추의 맨 꼭대기에 제대로 위치하지 못한다. 그러면 머리와 목을 지탱하는 근육들이 지속적으로 긴장하게 되고, 결국 통증이 생겨 불편해진다.

치료는 잘못된 자세를 바로잡는 데서 시작된다고 해도 지나친 말이 아니다. 평소에 자신이 어떻게 서 있는지, 업무 중 어떻게 앉아 있는지, 소파에는 어떻게 늘어져 앉아 있는지, 운전 중 자세는 어떤지 살펴보라. 자기 습관에 놀랄 것이다. 턱 주변의 입, 목과 머리 부분과 관련된 신체 습관은 턱관절 장애에서 회복되는 데 지대한 영향을 미친다. 껌을 씹거나 연필을 물고 있는 버릇, 손톱을 물어뜯으며 자는 동안 이를 가는 습관은 턱관절과 주변 근육을 긴장시킨다(4장 참고).

깊은 호흡법

깊은 호흡법이나 심호흡 또는 이완호흡법이라 불리는 호흡법은 스트레스를 줄이는 데 효과적이다(154~156쪽 참고).

턱관절 장애 환자 대다수가 심한 스트레스 속에서 살고 있다. 그들이 그동안 살아오면서 경험한 통증 때문에 생기는 스트레스도 있지만, 생활에서 겪는 다양한 일에서 비롯하는 스트레스도 적지 않다. 스트레스 자체가 턱관절 장애를 일으키는 것은 아니지만 스트레스를 줄이는 것이 치료에 도움이 된다. 그리고 단순한 호흡법으로 회복을 촉진할 수 있다.

깊은 호흡을 처음 해본다면 누워서 하는 것이 더 쉽다. 다음 단계별로 시행해보자.

❶ 등을 바닥에 대고 다리를 쭉 편 채 양팔은 몸의 양옆에 편안하게 내려놓는다.
❷ 한 손은 가슴에, 다른 한 손은 배 위에 올려놓는다.
❸ 코로 천천히 숨을 들이마신다. 이때 배가 빵빵해지는 느낌이 들 때까지 깊이 들이마신다. 가슴에 올려놓은 손은 움직이지 않는다.
❹ 천천히 숨을 내쉰다. 처음에는 코로 숨을 내쉬기 시작해서 나중에는 입으로 숨을 다 뱉어낸다는 느낌으로 내쉰다.

처음에는 이렇게 하기가 쉽지 않아도 괜찮다. 하다보면 익숙해지므로 크게 걱정할 필요는 없다. 배 위에 올려놓은 손이 숨을 들이마실 때 올라오고 내쉴 때 바닥으로 내려가게 하는 것이 중요하다. 이 호흡법으로 몇 차례 숨을 쉬고 나면 몸이 이완된다. 몸을 이완하고 나면 밤에 잠도 푹 잘 수 있고 하루하루 생활에서 쌓인 스트레스를 해소하는 데도 도움이 된다.

여기 소개한 세 가지 방법이 단시간에 통증을 완화해줄 것이다. 이제는 이 책을 읽고 자신에게 맞는 치료계획을 세워보자. 이 책을 다 읽고 나면 자신만의 문제점을 이해하고 의료진과 함께 자신에게 필요한 치료계획을 수립할 수 있는 치료 동반자가 될 것이다.

Part 1

당신을 위한 종합 건강 프로그램

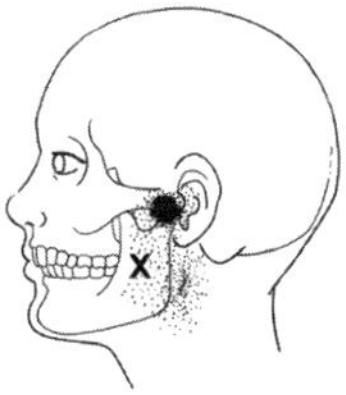

01 문제를 인식하라

턱 주변에 통증을 경험한 적이 있는가? 만약 다음 사항 중 한 가지라도 자신에게 해당하는 것이 있다면 당신은 턱관절 장애(TMJ Disorder)를 앓고 있을 가능성이 크다.

- 뚜렷한 이유 없이 머리가 자주 아프다.
- 입을 벌리고 닫는 데 힘이 든다.
- 입을 벌리고 닫을 때 딸깍하는 소리가 나거나 삐걱거리는 것이 느껴진다.
- 때때로 턱이 꽉 끼는 느낌을 받는다.
- 치아에는 이상이 없는데 턱에 통증이 있다.
- 잠자는 동안 이를 가는 버릇이 있다.

• 아침에 일어났을 때 턱이 쑤시거나 쓰라린 경험이 있다.
• 귀가 웅웅 울리거나 눈 뒤로 압박감이 느껴지거나 이유 없이 눈물이 흐른다.
• 얼굴의 부비동(얼굴뼈 안쪽의 빈 공간)에 통증이 있다.

어쩌면 이미 병원 한두 곳쯤은 다녀왔을 수도 있겠지만 증상은 완전히 사라지지 않았을 것이다. 약을 처방받아 복용해도 효과가 없었을 것이다. 그렇다면 뭔가 다른 해결책이 필요하다.

이 장에서는 턱관절 장애로 고생하는 환자들이 꼭 알아야 할 배경지식을 소개한다. 자신의 건강상태를 평가하는 질문지와 점검표, 통증에 대한 각종 정보와 통증 양상에 대한 시각적 검사지 등을 소개할 것이다. 점검한 결과 턱관절 장애가 의심되고 혼자서는 '종합 건강 프로그램(Total Wellness Program)'을 실천하기 어렵다면, 문제 해결에 도움을 줄 전문 인력을 찾는 것도 좋은 해결책이다. 다양한 방법으로 턱관절 장애 치료에 도움을 줄 전문가들이 많이 있음을 명심하라.

10장에는 치과는 물론 성형외과, 이비인후과, 재활의학과 등 다양한 분야의 의사들이 시행하는 치료방법과 그밖의 여러 대체요법도 소개했다.

광고회사에서 고객 회계 주임으로 일하는 메리(30세)는 매일 오랜 시간 일하고 출장이 잦으며 업무상 접대가 많고 여러 사람 앞에서 발표하는 일도 많았다. 매우 활달한 성격인 그녀는 여가시간에 다양한 스포츠 활동을 즐겼다.

그녀는 자주 머리가 아팠지만 어지간해서는 병원에 가는 법이 없었다. 두통은 스트레스 때문일 것이라고 대수롭지 않게 여겼다. 그런데 가끔 목도 뻣뻣해졌다. 말을 많이 하거나 오래 웃고 나면 귀 주변과 턱이 뻐근했다. 턱에서 딸깍하는 소리가 들린 적도 있지만 이런 증상들을 무시했다.

그러던 어느 해 2월, 신호 대기 중이던 메리의 차를 다른 차가 옆에서 들이받는 사고가 났다. 그때도 병원에 가지 않았던 메리는 사고 이후 몸이 점점 불편해지는 것을 느꼈다. 그녀는 그런 와중에도 다가오는 가을에 결혼할 계획까지 세우고 있었다.

그해 4월, 메리는 정기 치과 검진 일정이 잡혔으니 치과를 방문해달라는 연락을 받고 그제야 자신의 위아래 치아가 서로 딱 맞지 않는 것을 발견했다. 치과의사에게 부정교합에 대해 문의하자 턱관절 장애가 의심된다며 턱관절 장애 환자를 더 전문적으로 진료하는 곳에 의뢰했다. 그곳에서는 메리의 턱 사진을 찍어보더니 부정교합을 치료하기 위해 수술하는 것이 좋겠다고 권하며 치료가 늦어지면 나중에는 턱 기능을 잃을 수 있다고 했다.

메리는 다른 의견을 들어보고자 내 진료실에 찾아왔고, 나는 비수술적 방법으로 치료해보자고 권했다. 아랫니에 장치물을 설치하고 운동요법을 처방했다. 그 후 1년 반 동안 메리는 서너 번 진료를 받으러 왔고, 치아는 서서히 교정되었다. 딸깍거리는 소리도 더는 들리지 않았다. 머리는 여전히 아팠지만 메리는 두통을 유발할 가능성이 있는 원인을 알아내고서 자신에게 알맞은 근육이완요법을 꾸준히 연습했다.

이 사례에서 무엇보다 중요한 것은 메리가 필요 없는 수술을 받지 않았다는 것이다. 현실에서 이런 경우가 무척 드문 것 같지만 사실 그렇지도 않다. 메리의 치료계획이 성공한 이유를 살펴보면 다음과 같다.

- 턱의 기능을 이해하고 전신에 영향을 주고받는 턱 문제를 하나하나 깨우쳤다.
- 턱관절에 필요한 운동을 습관이 될 때까지 꾸준히 연습했으며, 습관이 된 좋지 않은 자세도 개선했다.
- 이를 꽉 물거나 껌을 씹는 등 턱에 해로운 습관을 버렸다.
- 식생활과 운동 등 생활방식에도 변화를 주었다.

메리가 배우고 실천한 모든 것이 이 책에 담겨 있다. 하지만 그녀가 먼저 자기 문제를 이해하려고 노력하지 않았다면, 여기에 담긴 모든 내용은 아무런 효과를 보지 못했을 것이다.

턱관절 장애를 이해한다는 것은 결코 쉬운 일이 아니다. 일단 어렵고 복잡한 말이 많이 나온다. 일부는 간단히 소개될 수 있지만, 어떤 부분은 그렇지 않다. 하지만 그렇다고 미리부터 의기소침할 필요는 없다. 이 장을 다 읽을 때쯤이면 턱관절 장애의 원인과 그 원인에 따른 대책을 이해하게 될 것이다. 여기 소개한 내용을 이해하고 나면 자기 자신을 위해서 할 수 있는 일이 많아진다.

턱관절

턱관절은 아래턱을 이루는 아래턱뼈(하악골, mandible)와 머리뼈가 만나 이루는 복잡한 구조의 관절이다. 뼈와 인대 근육과 연골 그리고 근육을 둘러싼 근막으로 이루어졌으며, 턱의 양쪽에 있다. 이 관절은 무엇인가를 씹을 때, 말할 때, 음식을 삼킬 때 움직인다. 귀의 바로 앞쪽에 손가락 끝을 갖다 대고 턱을 아래위로 움직여보면 턱관절이 움직이는 것을 느낄 수 있다. 이 관절은 하루에도 수백 번 이상 움직이며 잘 때도 계속 움직인다.

하악골 양측 맨 윗부분의 둥근 부분을 과상돌기(顆狀突起, condyle) 또는 뼈끝의 둥근 돌기라고 한다(그림 1-1). 과상돌기는 입을 벌릴

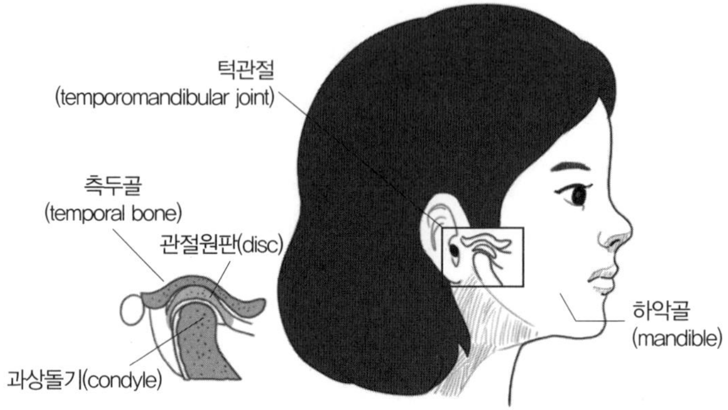

[그림 1-1] 턱관절 모식도

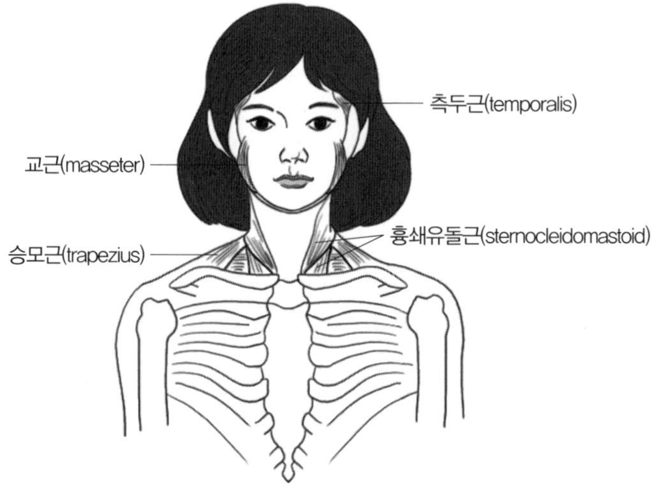

[그림 1-2] 스트레스, 턱관절 장애와 관련 있는 근육

때 관절돌기의 후방경사를 따라 앞쪽으로 미끄러지고 입을 다물 때 제자리로 돌아간다. 이 움직임을 부드럽게 해주기 위해 위턱뼈(상악골, maxillary bone), 다른 말로 관자놀이뼈(측두골, temporal bone)와 하악골의 과상돌기 사이에 부드러운 디스크(관절원판)가 있다. 이 디스크는 턱뼈를 사용할 때 발생하는 충격이 턱관절로 전달되는 것을 흡수한다. 이 관절이 이렇게 유연하므로 턱을 아래위로, 양옆으로 움직일 수 있고 말하거나 음식을 씹어 먹거나 하품을 하는 등의 동작이 가능하다.

[그림 1-2]에는 턱관절과 연관된 여러 근육이 표시되어 있다. 턱이 제 기능을 하지 못하면 근육은 부자연스럽게 긴장한다. 근육

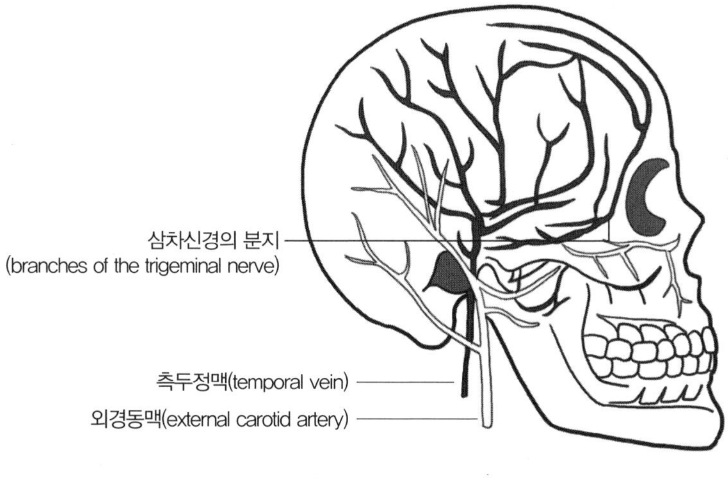

[그림 1-3] 신경과 혈관 분포

이 긴장되면 오래지 않아 전신으로 연쇄반응이 일어난다. 팔이나 다리에 문제가 생겼다면 부목으로 고정해서 해당 부위를 움직이지 않게 할 수 있지만, 턱관절은 그 움직임을 완전히 제한할 방법이 없다. 많은 사람이 턱관절에 간단하거나 매우 복잡한 문제를 안고 살아가는 이유가 바로 여기에 있다.

턱관절을 이루는 뼈와 근육, 인대, 연골 외에 그 주변으로 신경과 혈관이 분포한다(그림 1-3). 이렇게 분포하는 혈관이나 신경에 문제가 생기면 심한 통증이나 불편감이 생긴다.

턱관절 장애

미국 국립치과학연구소(NIDR) 지침에 따르면 턱관절 장애는 다음과 같이 세 범주로 나뉜다.

❶ 근막동통(Myofascial Pain): 가장 흔하다. 턱을 움직이는 근육에 통증이 생기는 질환으로 목이나 어깨 근육에 의해 유발되기도 한다.

❷ 턱관절강내 이상(Internal Derangement of the Joint): 턱관절이 어긋나거나 관절원판(디스크)이 이탈 또는 하악골의 과상돌

기가 손상된 경우를 말한다(그림 1-5 참조).

❸ 퇴행성 관절질환(Degenerative Joint Disease): 골관절염이나 류머티스 관절염이 턱관절을 침범한 경우를 말한다.

한 가지 질환만 생기는 게 아니라 동시에 여러 범주의 질환이 생길 수도 있다. 지금까지 경험에 비추어보면 근막동통과 관절강내 이상을 동시에 앓고 있는 경우가 많았다. 이밖에도 증상이 유사한 섬유근육통(Fibromyalgia)과 같은 전신질환이 함께 있어 진단과 치료가 더 복잡한 경우도 있었다.

여기서는 턱관절 장애 중 가장 흔한 형태인 근막동통에 초점을 맞춘다.

근막동통(Myofascial Pain)

턱관절 장애를 제대로 이해하려면 먼저 근막동통이라는 말의 뜻을 알아야 한다. 또 근막(fascia)이 무엇인지, 전신 건강에 어떻게 영향을 미치는지도 반드시 알아야 한다.

근막이란 무엇인가

근막은 전신에 걸쳐 모든 장기가 제각기 위치할 수 있도록 붙잡고 있는 결합조직이다. 말 그대로 오장육부를 서로 붙잡아주는 역할을 한다. 근막은 모든 조직과 기관을 둘러싸고 깊숙이 들어가 있으며 그중에는 신경, 혈관, 근육, 뼈를 포함하여 세포 수준까지 이른다.

이상 긴장상태의 근육을 부드럽게 풀어주는 척추지압요법(카이로프랙틱) 창시자인 물리치료사 존 바네스(John Barnes)는 교육적인 목적으로 인간 근막 모식도를 고안했다. [그림 1-4]를 보면 대부분 근막이 머리에서 발끝을 향해 수직으로 뻗어 있는 것을 확인할 수 있다. 하지만 그것 외에 근막이 연결되는 서로 다른 네 방향의 평면이 존재하며, 그러한 교차 부위는 그물처럼 신체 각 부분을 연결한다. 그러한 연결면을 수평면이라고 한다.

근막이 왜 중요한지에 대해 존 바네스는 다음과 같이 설명했다.

물리적 손상이나 질병, 수술이나 자세 불안, 염증으로 근막에 이상이 생기면 근막은 점점 단단해지고 긴장상태가 되며 결과적으로 신경이나 근육, 뼈 그리고 때에 따라서는 기관에 이르기까지 비정상적인 압력을 가하게 된다. 이렇게 지나친 압력은 통증을 유발해 두통이나 턱관절 이상, 운동장애를 유발하기도 한다. 다리와 등에 있는 근막에 주의를 기울여야 하는 이유는 몸의 어느 부위에서 문제가 발생했더라도 근막이 긴장하면서 전신에 걸쳐 통증이나 기능 이상이 발생할 수 있기 때문이다. 근막은 전신에 걸쳐 연결되어 있으므로 어느 한 부위에서 발생한 장애가 다른 부위로 퍼져 나갈 수 있다.

존 바네스는 또한 근막에 대해 다음 사항도 중요하게 고려해야 한다고 설명했다.

- 근막은 전신을 지지하고 자세를 안정화하는 역할을 하여 몸의 균형 잡힌 자세를 바로잡는 데 중요하다.
- 신체 각 부분의 모든 움직임에 매우 중대한 영향을 미치며, 외부에서 전해지는 충격의 흡수처 역할을 한다.
- 혈액과 림프액의 순환을 돕는다.
- 염증 반응이 일어나는 주요 부위다. 신체 조직이 자극받거나 손상 또는 감염되었을 때 통증이나 발적, 국소적 열감, 종창(부어오름)이 생기는 것과 관련이 있다.
- 중추신경계는 두개골 내부까지도 표면이 근막조직으로 둘러싸여 있다. 이 조직에 기능 이상이 생기면 심각하고 광범위한 신경학적 증상이 나타날 수 있다.

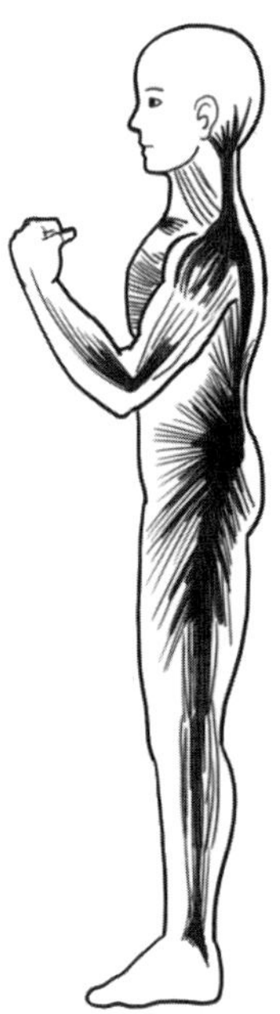

[그림 1-4] 인간 근막 모식도

근육근막이란 무엇인가

결합조직에는 근막 외에 다른 것들도 있다. 그중에 근육근막(myofascia)은 근육을 뜻하는 'myo'가 앞에 붙어서 근육과 연관된 근막조직을 지칭한다. 근육근막에 대해 버틀러(Burtler)는 다음과 같이 말했다.

> 근육근막은 개개의 근섬유를 감싸고, 근섬유 다발을 감싸고, 근섬유 다발 여러 개의 표면을 감싸 최종적으로 근육 전체를 둘러싸고 있는 결합조직이다. 근섬유가 끝나는 곳에서 근육근막이 모든 근섬유에서 이어진 가닥을 둘러싸면서 인대가 된다. 인대는 결국 뼈에 붙어 뼈의 일부가 된다. 인장 강도가 강철보다 강해 몸의 구성에 중요하다.

근막동통이란 무엇인가

근막동통은 근막에 이상이 생기고 그 결과 근육에 영향을 미쳐 통증이 유발된 상태를 뜻한다. 전문가들은 턱관절 장애에서는 대개 머리 주변 근육이나 상반신 근육이 원인이라고 보는 경향이 있다. 그러나 통증이 턱관절 부위에 있다고 해서 몸의 다른 부분을 간과해서는 안 된다. 근막동통은 전신에 걸쳐 발생할 수 있고 치료과정에도 영향을 미치기 때문이다. 머리끝부터 발끝까지 전신 건강 프로그램이 가장 성공적이라고 믿는 까닭이 여기에 있다.

관절강내 이상(Internal Derangement)

[그림 1-5]에서처럼 턱관절 내부의 관절원판(디스크)이 앞쪽으로 밀려나 있으면 관절이 제대로 기능하지 못하고 턱관절 장애가 생긴다. 이런 상태를 '관절강내 이상'이라고 한다.

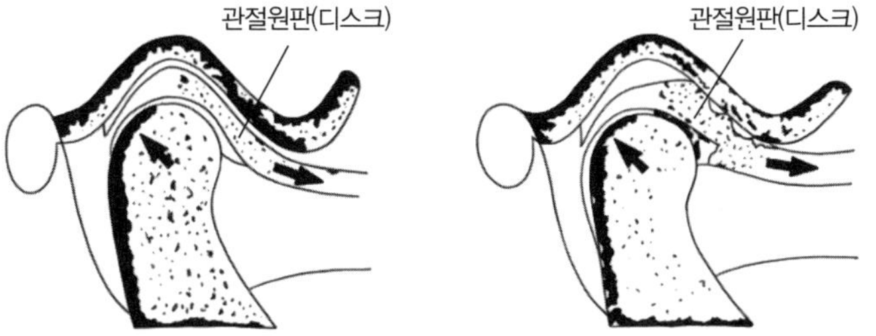

a. 가벼운 전위(slight displacement)　　b. 심한 전위(advanced displacement)

[그림 1-5] 관절강내 이상

턱관절 장애의 원인

의학계와 치의학계는 턱관절 장애의 원인과 그 치료법에 대해 서로 의견을 달리한다. 하지만 중요한 것은 턱관절이 제대로 기능하지 못하고 통증이 있으면 반드시 원인을 찾아야 한다는 점이다. 그러나 주도면밀하게 원인을 규명하려고 해도 잘 안 되는 경우가 있다.

- 서로 연관되거나 연관되지 않은 여러 원인이 동시에 존재할 수 있다. 반복적인 두통과 통증 없이 딸깍 소리가 나는 경미한 정도의 턱관절 장애가 동반된 경우를 예로 들 수 있다.
- 턱관절의 통증이 부비동이나 치아질환으로 인한 경우일 수 있다.
- 턱관절 증상이 섬유근육통이나 류머티스 관절염, 전신홍반성 낭창(루푸스)을 비롯한 전신질환의 일부로 나타나는 경우가 있다.

이러한 경우도 고려하면서 당장 증상을 유발하는 상황과 함께 지금까지 생활을 검토해 턱관절 장애에 영향을 주었을지 모르는 요인을 찾아내는 것이 중요하다. 근본 원인과 주변의 유발 요인들을 함께 찾아낸다면 더욱 빨리 문제를 해결할 수 있을 것이다.

턱관절 장애의 직접적 원인과 유발 요인은 다음과 같이 분류할 수 있다.

치과질환

- 부정교합(아랫니와 윗니가 제대로 맞물리지 않은 상태)

- 치아 결손으로 턱이 과도하게 닫힘
- 과거 구강 수술
- 하품을 심하게 하는 경우처럼 오랜 시간 턱을 크게 벌림
- 잘 맞지 않거나 닳아버린 의치(틀니)

물리적 손상

- 경추(목뼈)의 염좌
- 경추 염좌에 사용하는 견인 치료기구가 턱관절에 지나치게 압력을 가한 경우
- 머리나 얼굴, 턱에 직접적인 물리적 충격(대수롭지 않은 일이나 오래전 일도 영향을 미칠 수 있음)

습관

- 구부정한 걸음걸이, 어깨로 전화기를 받치고 통화하는 자세, 엎드려 잠자기, 인체공학적이지 않은 의자에 앉아 있는 것과 같은 나쁜 자세
- 좋지 않은 자세로 컴퓨터를 사용하는 등 직장에서 나쁜 습관
- 스트레스를 받으면 연필을 깨물거나 껌을 씹거나 이를 꽉 무는 등 나쁜 습관
- 손가락 빨기, 비정상적으로 음식 삼키기 등 어린 시절의 잘못

된 습관

- 나쁜 음식(예: 매우 질긴 음식) 또는 잘못된 식습관
- 무거운 짐 들기처럼 등이나 목에 무리한 충격을 가하는 행동

심각한 스트레스를 초래하는 사회적 요인

- 어려운 가정 형편
- 스트레스를 초래한 최근 사건들
- 경제적 어려움
- 직장에서 어려움
- 송사(법률적인 어려움)
- 이혼이나 사별 등 생활의 큰 변화

감정적 요인

- 급·만성 우울증
- 분노
- 걱정
- 좌절
- 지속적 스트레스
- 공포

턱관절 장애는 아주 어린 시절부터 시작될 수 있으며 점점 악화되는 경향이 있다. 저명한 치과의사 로렌스 푼트(Lawrence Funt) 박사와 브렌든 스택(Brendan Stack) 박사는 4세부터 70세 사이의 환자들을 연구한 결과를 발표했다. 그들의 연구에 따르면 턱관절 장애의 증상은 나이가 들수록 그 수와 정도가 모두 심해지는 것으로 밝혀졌다. [그림 1-6]은 그들이 발표한 F-S 두개하악통증증후군지표(F-S Index of the Craniomandibular Pain Syndrome)를 나타낸 도표다.

F-S 지표는 먼저 아래의 가로축에서 자기 연령대를 확인한다. 해당 연령대의 막대 끝에 왼쪽으로 표시되어 있는 증상이 있는지 확인한다. 개개인의 차이가 있을 수 있다. 다른 연령대도 확인해본다. 더 젊었을 때 비슷한 증상이 있었는지 찾아본다. 지금의 자신보다 더 높은 연령대의 증상을 확인하면 치료하지 않았을 때 어떤 일이 생길지 짐작할 수 있다.

턱관절 장애의 주요 증상

턱관절 장애의 증상은 턱 주변, 머리를 비롯해 전신에 나타나기도 하며, 개개인에 따라 증상이 다를 수 있다. 이 장 뒷부분에는 자

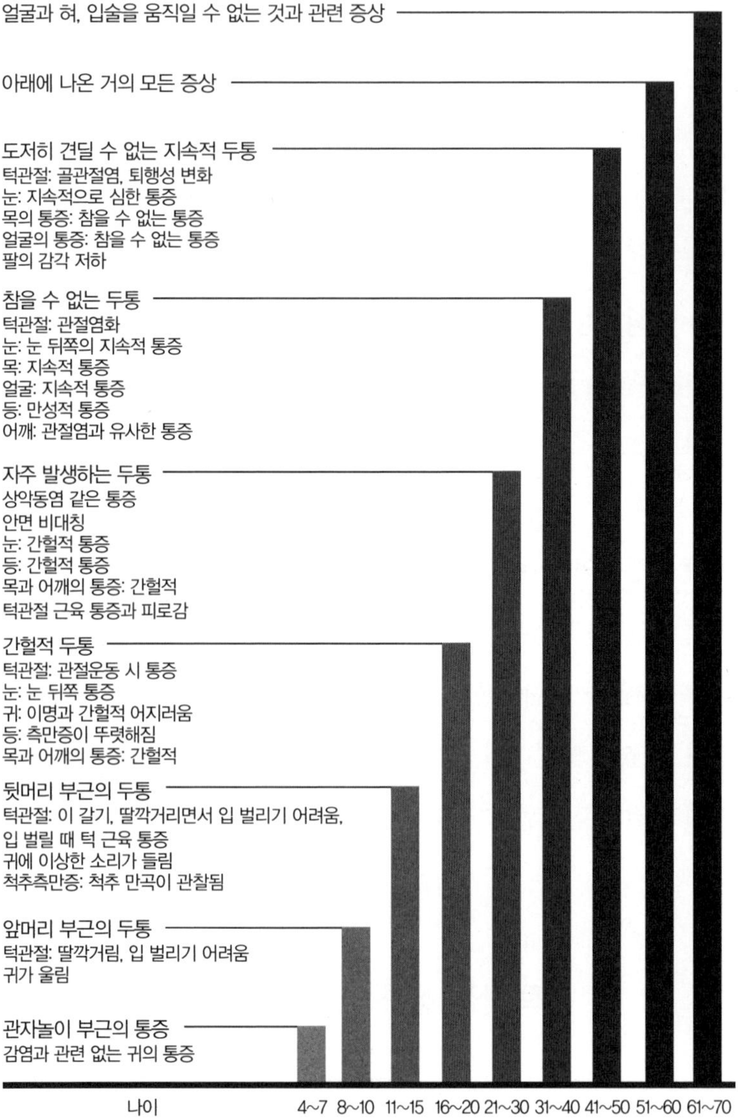

[그림 1-6] F-S 두개하악통증증후군지표
(F-S Index of the Craniomandibular Pain Syndrome)

기 증상을 확인할 수 있는 질문지가 준비되어 있다.

턱 주변

먼저 턱 주변의 증상은 다음과 같다.

- 턱관절에서 '딸깍'이나 '찌꺽찌꺽' 또는 '뻥' 소리가 남
- 턱 주변 통증
- 잠자는 동안 또는 낮에도 이를 꽉 깨물거나 이를 가는 행동
- 입을 벌리기 어려움
- 입을 닫기 어려움
- 입을 여닫을 때 턱이 갑자기 걸려서 움직이지 않음
- 치아 통증
- 자고 일어났을 때 턱관절 움직임이 불편하거나 심한 통증이 있음
- 입을 여닫을 때 턱이 비정상적으로 움직임

왜 딸깍하는 소리가 날까

딸깍거림(clicking)이란 턱에서 소리가 나는 증상을 말한다. 턱관절 장애로 고통받는 환자들 대부분이 턱관절 주변에서 딸깍거리

는 소리를 경험한다. 때로는 이것이 통증이나 불편감을 유발하기도 한다. 소리 자체만으로도 걱정하는 환자들이 많다.

[그림 1-7]에 입을 벌리거나 닫을 때 턱관절에서 소리가 나는 과정을 그림으로 표시했다. 원래 이 그림은 파라(Farrar), 매카티(McCarty), 위치히(Witzig) 세 박사가 도안한 것이다.

그림에서 A를 보면 과상돌기가 연골 뒤로 밀려나 있다. 턱관절의 내이상을 진단할 때 의사는 환자가 입을 벌리고 닫을 때 턱관절에서 딸깍하는 느낌이 있는지를 확인한다. 입을 벌릴 때 나는 소리는 B와 C 상황에서 발생한다. 입을 닫을 때 나는 소리는 F에서 A

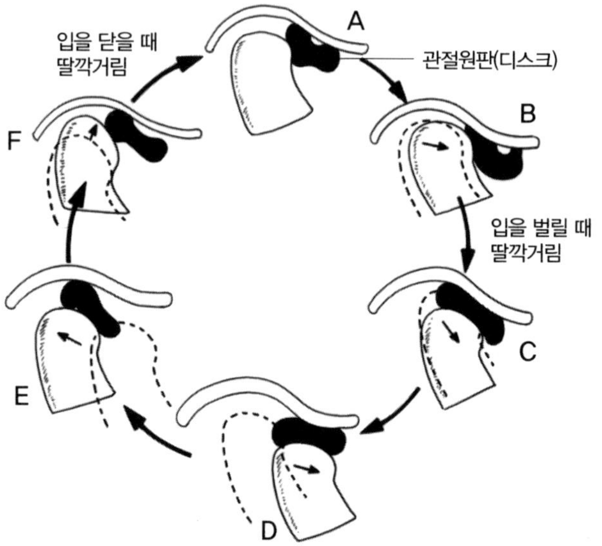

[그림 1-7] 딸깍거림(관절잡음)

형태로 움직이는 상황에서 발생한다. 점선은 처음의 과상돌기 위치가 뒤로 밀려나 있을 때의 상태를 표시한 것이다.

턱관절의 연골이 앞쪽으로 눌리면 과상돌기는 연골 두께만큼을 넘어가야 하므로 딸깍하는 소리가 난다. 이런 상황에서는 턱을 벌리거나 닫을 때 턱관절의 과상돌기가 연골 뒤로 전이된 위치에 되돌아가면서 딸깍거린다.

머리 주변

- 음식을 삼키기 어렵다.
- 머리와 목 주변 근육의 통증이나 경련
- 귀가 울림(이명)
- 청각장애
- 염증과 무관한 귀의 잦은 통증
- 부비동 통증
- 눈 뒤로 느껴지는 압박감
- 원인 미상의 눈물 흘림

전신

- 목과 어깨, 등과 팔다리 근육 경련
- 팔과 손가락의 감각 저하
- 어지러움
- 등의 통증
- 차가운 손과 발
- 관절염

이외에도 턱관절 장애 환자들은 수면장애, 피로, 신경과민, 분노, 우울증 등의 증상을 호소하는 경우가 많다.

이른바 전문가들조차 주변 증상들을 놓치는 경우가 많다는 것이 이상한가? 턱관절 주변에 나타나는 증상 외에 다른 증상들은 여러 가지 다른 원인으로도 생길 수 있기 때문에 직접적 연관성을 놓칠 수도 있다. 그래서 턱관절 장애로 진단하기 전에 통증이나 불편감을 해소하려고 다른 질환을 검사하거나 약물 투여를 먼저 해보는 경우가 많다.

턱관절 장애 자가진단법

다음 체크리스트는 자신의 현재 증상과 과거 몸 상태, 습관 등을 점검해 턱관절 장애일 개연성을 평가하는 데 도움을 줄 것이다. 체크리스트 내용을 주의 깊게 읽고 답해보면 현재 자신의 상태를 반영하는 결과를 얻을 것이다.

나의 증상 체크하기

다음 증상 가운데 경험한 것이 있는 항목 앞에 표시한다.

영역 1: 턱 주변

_____ 딸깍거림, 찌꺽거림 등 턱 주변에서 소리가 느껴진다.

_____ 턱관절 자체 또는 주변으로 통증이 있다.

_____ 자고 있거나 깨어 있을 때 이를 꽉 물거나 간다.

_____ 입을 벌리기 어렵다.

_____ 입을 닫기 어렵다.

_____ 턱의 움직임이 부자연스럽다.

_____ 치아에 통증이 있다.

_____ 자고 일어났을 때 턱이 쓰리고 주변에 힘이 없다.

_____ 입을 열고 닫을 때 턱이 어긋난다.

영역 2: 머리 주변

_____ 음식물을 삼키기 어렵다.

_____ 목과 머리 주변의 근육이 뻐근하고 경련을 일으킨다.

_____ 귀가 웅웅 울린다.

_____ 소리가 잘 안 들린다.

_____ 귀에 염증은 없으나 통증을 자주 경험한다.

_____ 머리가 자주 아프다(두통 종류와는 무관).

_____ 부비동에 통증이 있다.

_____ 눈 뒤로 압박감을 느낀다.

_____ 이유 없이 눈물이 흐른다.

영역 3: 전신

_____ 목, 어깨, 등, 팔, 다리 근육이 저리고 자주 긴장한다.

_____ 팔과 손이 저리거나 감각이 저하된다.

_____ 어지럼증이 있다.

_____ 등이 아프다.

_____ 잠을 잘 못 잔다.

_____ 피곤하고 신경이 예민하거나 쉽게 화내고 기분이 우울하다.

____ 관절염이 있다.

만약 영역 1에서 하나 또는 그 이상 증상이 있고, 영역 2와 3에서 어느 하나라도 증상이 있으면 턱관절 장애일 가능성이 있다.

동반 증상 체크하기

턱관절 장애가 의심되는 상황이라면 증상을 더 자세히 살펴보자. 에드워드 라이트 박사팀이 1997년 발표한 다음 질문들은 류머티스 질환이 동반되어 있는지 확인하기 위해 고안되었다. 다음 증상을 읽고 항목마다 '예' 또는 '아니요'를 선택하여 표시한다.

1. 머리와 목 외의 다른 부위에서도 근육을 눌렀을 때 통증을 느낀다.

   ____ 예 ____ 아니요

2. 턱관절 외에 다른 관절을 눌렀을 때 통증을 느낀다.

   ____ 예 ____ 아니요

3. 턱관절 이외의 다른 관절에도 수면 후 경직 증상이 있다.

   ____ 예 ____ 아니요

4. 목과 머리 이외의 근육에서 압통(눌렀을 때 아픈 증상)이 있는 경우가 하루 중 반 이상이 된다.

____ 예 ____ 아니요

5. 턱관절 이외의 다른 관절에 압통이 있는 경우가 하루 중 반 이상이 된다.

____ 예 ____ 아니요

6. 지난 한 해 동안 턱관절 이외의 다른 관절이 반복적으로 부어오른 적이 있다.

____ 예 ____ 아니요

이 질문 중 하나라도 해당하는 것이 있다면 류머티스 질환(8장 참고) 전문의의 진찰을 받고, 턱관절 장애 전문인 치과의사에게 진료를 받아야 한다.

과거력 살펴보기

태어나서 오늘에 이르기까지 자신의 과거를 곰곰이 생각해본다. 턱관절 장애가 생기게 된 요인이 있을 것이다.

선천적으로 턱관절이 기형이었을 수도 있고, 어린 시절 머리 쪽을 다친 적이 있을 수도 있다. 또 어린 시절에 손가락을 빠는 버릇이 있었을 수도 있고, 어려서 병을 앓아 면역력이 떨어졌을지도 모른다. 때로는 알레르기가 원인이 되기도 한다. 이런 각각의 인자를 질병 '유발 요인(predisposing factors)'이라고 한다. 아주 오래전 생긴 일이지만 한참 뒤에야 문제를 일으키기도 한다.

때로는 생각지 않은 갑작스러운 일로 턱관절 장애가 생기기도 한다. 머리에 물리적 충격을 받거나 교통사고가 난 경우 또는 하품을 심하게 하다가 턱에 무리가 가기도 한다. 아울러 수술을 받았거나 복용한 약 때문에 턱에 이상이 오기도 한다. 이러한 모든 것은 턱관절 이상 '촉진 요인(precipitating factors)'에 속한다.

턱관절에 이상이 생긴 뒤에도 껌 씹기, 입 꽉 깨물기, 부적절한 자세, 운동 부족, 잘못된 식습관과 같은 나쁜 버릇으로 턱관절 이상이 더 심해질 수 있다. 이런 것들은 질병 상태가 오래 유지되도록 하므로 '만성화 요인(perpetuating factors)'이라고 한다.

턱관절 이상과 관련되었을 것으로 보이는 자신의 과거를 꼼꼼히 확인해보자. 여기서 찾아볼 과거력은 건강과 관련한 모든 것을 상세하게 살펴보는 것은 아니라는 점에 유의하기 바란다. 여기서 목적은 지금 턱관절 이상이 발생한 데 기여한 것으로 보이는 자기 과거를 살펴보고 이해하는 것이다.

다음에서 자신에게 해당하는 항목 앞에 표시한다.

유발 요인(predisposing factors)

_____ 몸에 기형인 부분이 있다(예: 한쪽 다리가 짧다).

_____ 어려서 사고를 당했다.

_____ 턱이 기형이다.

_____ 손가락을 빠는 버릇이 있었다.

_____ 머리를 심하게 맞은 적이 있다.

_____ 과거에 중병을 앓은 적이 있다.

_____ 알레르기 질환이 있다.

촉진 요인(precipitating factors)

_____ 머리에 물리적 충격을 받은 적이 있다.

_____ 교통사고 경험이 있다.

_____ 수술을 받은 적이 있다.

_____ 약물 복용력이 있다.

_____ 하품하다가 입을 너무 크게 벌린 적이 있다.

만성화 요인(perpetuating factors)

물리적 인자

나쁜 버릇

_____ 껌 씹는 버릇이 있다.

_____ 아랫니와 윗니를 힘주어 무는 버릇이 있다.

_____ 연필을 입에 물고 질겅거리는 버릇이 있다.

작업 중 잘못된 자세

_____ 전화기를 어깨에 받쳐놓는다.

_____ 컴퓨터 앞에 앉는 자세가 나쁘다.

_____ 물건을 들어 올리는 자세가 나쁘다.

집에서 생활 중 나쁜 자세

_____ 소파에 늘어져 있다.

_____ 몸을 이상하게 구부린다.

_____ 통화할 때 전화를 어깨에 받쳐놓는다.

하루 중 어느 때나 나타날 수 있는 잘못된 자세

_____ 머리를 앞으로 쭉 내놓아 구부정한 자세로 지낸다.

_____ 걸을 때 발을 질질 끈다.

_____ 다리를 꼬고 앉는다.

_____ 바닥이 너무 낮거나 팔걸이가 너무 높아 몸에 맞지 않는 의자에 앉는다.

_____ 오랜 시간 움직이지 않는다.

근육의 잘못된 사용

_____ 운동 시 근육을 혹사한다.

_____ 몸에 너무 끼는 옷을 입거나 무거운 가방을 메서 근육에 과도 한 압력을 가한다.

영양 부족(6장 참고)

_____ 비타민 B군(B_1, B_6, B_{12})과 엽산이 부족하다.

_____ 비타민 C가 부족하다.

_____ 칼슘, 칼륨, 철분이 부족하다.

_____ 식습관이 전반적으로 부적절하다.

정서적 인자

_____ 우울증이 있다.

_____ 불안해서 긴장한다.

_____ 지속적인 스트레스

기타

_____ 바이러스나 세균에 의한 만성 감염증이 있다.

_____ 잠을 잘 못 잔다.

위의 항목 중 어느 하나라도 해당되면서 통증이 있다면 턱관절 장애를 의심해야 한다. 다음에 이어지는 체크 항목들을 계속 확인해보자.

외관 검사하기

거울을 보면서 다음 검사를 해보자.

1. 입을 벌리고 닫는다. 입을 크게 벌렸을 때 턱관절이 오른쪽이나 왼쪽 또는 양쪽으로 벌어진다.

   ____ 예 ____ 아니요

2. 턱관절에서 소리가 난다.

   ____ 예 ____ 아니요

3. 턱이 아프지 않은 범위 안에서 입을 크게 벌렸을 때 그 사이에 손가락 3개가 들어간다(그림 1-8 참고).

   ____ 예 ____ 아니요

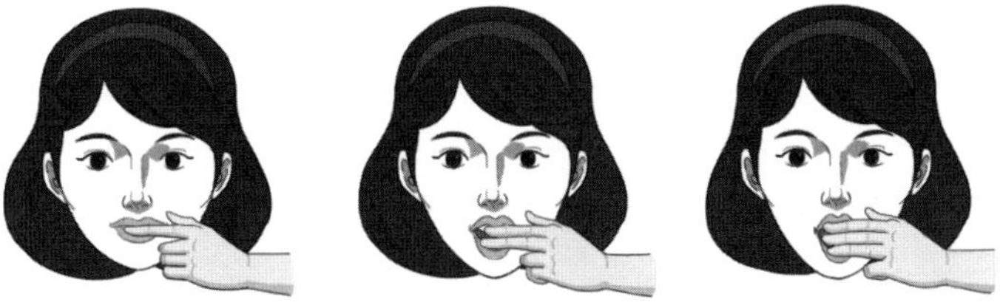

[그림 1-8] 거울 보면서 점검하기

1번과 2번에 '예'라고 답하고 3번에는 '아니요'라고 답했다면 턱관절 장애가 의심된다.

얼굴의 불균형 점검하기

얼굴의 불균형은 턱이 좌우대칭을 이루지 않음을 뜻하는 결정적 지표 중 하나다. 얼굴을 자세히 들여다보기만 해도 턱이 어느 쪽으로 균형이 맞지 않은지 알 수 있으며 어느 쪽에서 통증이 시작되었을지 예측할 수 있다. 거울을 보면서 얼굴에 불균형이 있는지 확인해보자. 해럴드 겔브 박사의 연구에 따르면 얼굴의 불균형을 확인하는 방법은 다음과 같다.

먼저 전신거울 앞에 서서 온몸의 좌우대칭 상태를 확인한다. 그

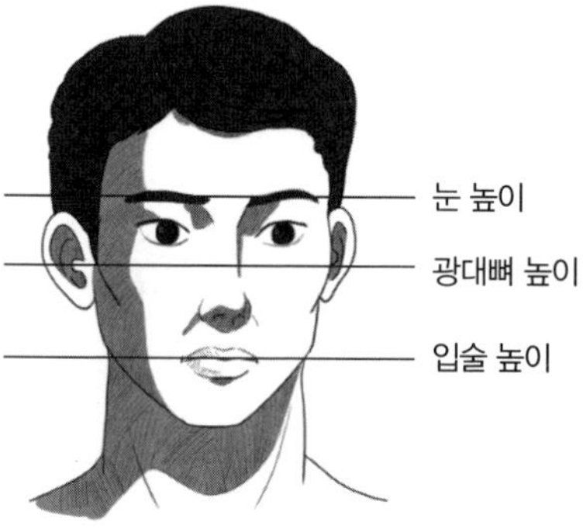

[그림 1-9] 얼굴의 좌우대칭 상태 확인하기

러고 나서 얼굴의 좌우대칭 상태도 확인한다(그림 1-9 참고).

____ 한쪽 눈의 위치가 더 높거나 눈의 크기가 서로 다른가?

____ 조금 더 높이 있는 눈과 같은 쪽의 입술이 위로 당겨져 있는가?

____ 한쪽 귀가 반대편 귀보다 높은가?

위의 질문 중 어느 하나라도 '예'라고 대답한 경우라면 얼굴의 윤곽이 치켜올라 있는 쪽으로 턱이 비대칭일 가능성이 있다. 그 아래쪽으로 살펴보면 얼굴에서 치켜올라간 쪽의 어깨, 가슴, 엉덩이는 오히려 아래쪽으로 치우쳐 있는 것을 볼 수 있다. 같은 쪽 다리는 대개 짧다.

머리와 목의 통증 양상

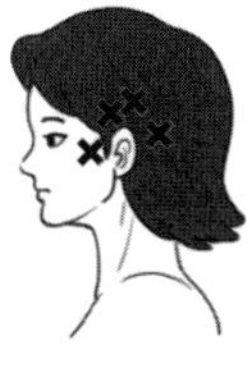

____ 귀 위쪽

____ 귀 바로 앞쪽

____ 귀 안쪽

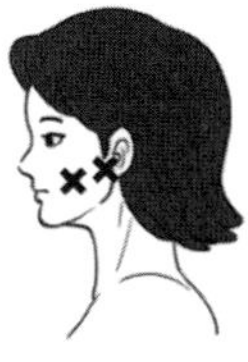

____ 이를 꽉 물었을 때 양쪽 뺨에서 조여지는 근육

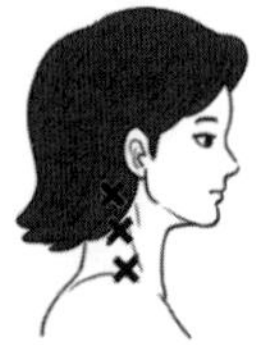

____ 귀 아랫부분 근육

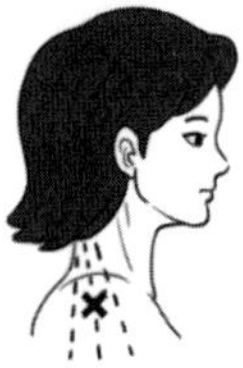

____ 어깨 근육

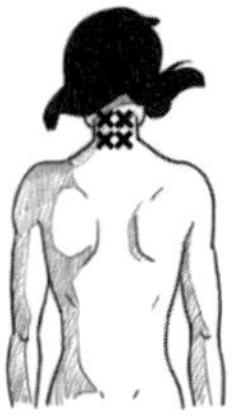

____ 목 뒤쪽 근육

머리와 목 주변의 통증 양상을 확인한다. 손가락 하나 또는 두 개로 해당 부위를 세게 누르면서 통증이 있는지 없는지 확인한다.

목과 머리 주변 통증의 양상으로 턱관절 장애를 쉽게 확인할 수 있다. 이 중에서 해당되는 항목이 있었다면 턱관절 장애가 의심된다.

전신의 통증 양상

[그림 1-10]에 자주 아픈 부위를 찾아 '×'표시를 한다. 손과 발,

손목과 발가락 등 세세하게 기록한다. 3장에서는 전신에 걸쳐 경험하는 근육 통증이 턱이나 머리와 어떤 관련이 있는지 자세히 살펴볼 것이다. 여기서는 잘못된 자세와 나쁜 버릇이 몸의 균형을 깨뜨리고 이것이 전신 통증을 유발하는 원인이라는 것만 기억하자.

[그림 1-10]에 아픈 부위를 표시하고 앞에 나왔던 여러 질문에 '예'라고 답했다면 턱관절 장애가 있는 게 확실하다.

아마도 이번 장을 읽기가 수월하지 않았을 것이다. 그래도 이번 장을 다 읽은 당신은 자기 자신에 대한 상세한 이력을 파악했고 턱관절 장애에 대해 기초 지식도 갖추었다. 이제는 자신이 환자에 속하는지 아닌지 정도는 파악할 수 있을 것이다. 이제 증상을 호전하

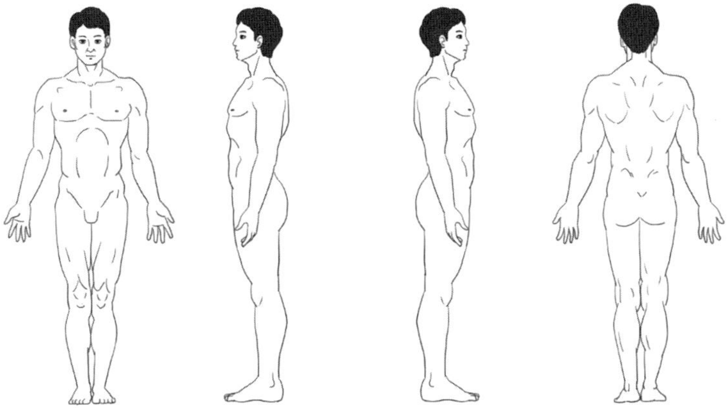

[그림 1-10] 전신의 통증 부위를 X로 표시

기 위해 해야 할 일을 배우고 직접 치료에 참여할 준비가 되었다.

이어서 나오는 내용도 주의 깊게 읽기 바란다. 그렇게 함으로써 여러 가지 건강상 문제를 해결할 수 있다.

02 턱관절 기능 향상 운동

턱에 통증이 있을 때 통증을 줄이고 재발을 막기 위해 고안된 운동이 있다. 이 운동요법은 턱관절 장애 치료로 전 세계에 널리 알려진 물리치료사 마리아노 로카바도(Mariano Rocabado)가 개발한 것으로 종합 건강 프로그램의 중요한 부분이다.

이 장에서 처음에 소개하는 다섯 가지 운동은 턱관절 기능을 향상하기 위한 운동이다. 그 뒤에 이어지는 네 가지 운동은 목과 머리의 자세를 교정하기 위한 운동이다. 이 운동을 매일 꾸준히 해보기 바란다. 이를 꽉 무는 버릇을 고치고 턱과 목의 근육을 이완하고 근육 이상을 해소할 수 있게 될 것이다.

이를 꽉 무는 버릇은 턱관절 이상의 근본 원인인 경우가 많다. 여기서 소개하는 턱관절 기능 향상 운동을 하면서 어떤 때 이를 꽉 물게 되는지 자각하는 것이 중요하다. 사람들은 바쁘거나 뭔가에 집중하고 정신적으로 시달릴 때 이를 꽉 무는 경향이 있다. 또 잠을 자는 동안 이를 꽉 물거나 아래위로 맞대어 가는 버릇이 있어서 자고 일어나면 턱이 얼얼하다고 하는 사람도 있다. 이렇게 이를 꽉 무는 버릇을 없애는 것이 회복의 여섯 단계에서 가장 중요하다.

심한 경우에는 스플린트 장치물을 구강 안에 장착하거나 밤에 사용하는 보조기구(나이트가드)를 이용해서 자는 동안 이를 꽉 무는 버릇을 고치기도 한다. 낮에, 즉 각성상태에 있을 때 이런 버릇을 없애야 수면 중에도 습관적 행동을 고칠 수 있다. 보조기구에 전적으로 의지하기 전에 한동안 시도해봐야 한다. 수면 중 구강 보조기구를 사용하도록 처방받았다면 구강내장치물을 소개하는 9장을 읽어보기 바란다. 6장에서는 몸을 편안하게 해주는 전신운동을 소개한다.

셰릴(Cheryl)은 무척 바쁜 여성이다. 아내로, 두 아이 엄마로, 또 교육 컨설팅 관련 사업가로 활동하면서 시민운동에도 참여하고 지역 병원에서 이사로도 활약 중이다. 게다가 완벽주의자로 자신이 하는 일 모두를 다 잘하려고 노력하고 그렇게 해왔다. 그러다 보니 셰릴은 아플 틈이 없었고 대개는 매우 건강한 상태를 유지했다. 그런 그녀가 턱관절 장애에 대해 이야기한 내용을 소개한다.

평소에 이를 악무는 습관이 있어 찾아간 치과에서 보브(Bob) 박사를 소개받아 그와 만난 지도 벌써 몇 년이 되었다. 이를 꽉 무는 버릇 때문에 얼굴이 아프고 치아가 아래위로 잘 맞지 않는 부정교합 문제도 생겼고, 치아 자체도 손상되었다. 보브 박사는 턱관절 운동을 처방해줬다. 나는 단순해 보이는 운동으로 큰 효과를 보고 놀랐다. 운동요법만으로도 문제가 해결된 것이다.
나는 긴장했을 때 턱을 풀어주는 법을 배웠고, 나쁜 버릇에 대항할 수 있을 만큼 노력하여 새로운 습관을 들였다. 보브 박사는 내 몸에서 통증이 유발되는 몇몇 부위를 찾아냈다. 통증유발점은 뺨과 목, 어깨와 등이었다. 그러나 그때만 해도 주된 관심사는 턱에만 있었다.
몇 년 뒤 치아가 깨지고 나서 얼굴에 통증이 심해 다시 보브 박사의 진찰을 받았다. 이가 부러지면서 잇몸과 치아의 뿌리(치근단) 그리고 교합에도 문제를 일으키고 있었다. 이런 복합적 요인으로 얼굴과 뺨, 부비동과 목에 지속적이고 조절되지 않는 심한 통증이 생겼다.
보브 박사는 내 얼굴과 목, 어깨와 등에서 통증에 예민한 부위를 찾았다. 발견한 통증유발점을 자극하면서 심호흡을 했고, 서서히 통증이 누그러지기 시작했다. 이런 일이 있은 뒤에야 통증유발점과 연관 통증의 관계를 이해할 수 있었다. 이 치료가 끝나고 나서 통증도 사라졌다.
그에게 치료를 받으면서 알게 된 통증유발점과 연관통은 매우 인상적이었다. 통증유발점은 자세나 평소 근육 사용 정도와 관련이 있고, 또 나는 척추측만증이 있어서 더 심해졌을 것이다. 이후에도 이따금 얼굴에 통증이 재발하는데, 그럴 때면 자세를 바로잡으며 아픈 쪽으로 눕지 않고 운동과 마사지, 호흡 조절과 턱관절 운동을 해서 증상을 완화했다.

그러면 이제 구체적으로 운동방법을 하나하나 알아보자. 다음에 소개하는 운동들은 각각 턱의 기능을 향상하고 자세를 교정하기 위해 특별히 고안된 것들이다. 턱의 위치를 바로잡고 주변 근육을 이완하는 것이 목표다. 다만 '운동 1'에서 '운동 6'까지 여섯 가지 운동은 어느 자세에서나 할 수 있지만 어떤 것도 1분 이상 지속해서 하지 않도록 주의한다. 그리고 이 여섯 가지 운동을 매일 꾸준히 실시하자.

운동 1 이 악물지 않기

턱관절 기능을 향상하기 위한 운동 가운데 가장 중요한 운동이다. 꾸준히 연습해서 일상생활의 한 부분이 될 때까지 하자.

목적 이 운동을 연습하고 나면 턱을 편안한 상태로 유지하고 주변 근육이 이완되어 늘 턱이 이완된 상태를 유지할 수 있다.

주의사항 없음

운동 방법

❶ 혀를 입천장에 대고 '딱' 소리를 낸 다음, 이 위치에서 혀의 앞부분 3분의 1을 입천장에 살짝 닿게 한다.

❷ ❶에서 취한 자세를 유지하면서 약간 힘을 준다. 그러나 혀가 치아에 닿지 않게 한다.

❸ 아래위 입술이 맞닿아 있게 한다.

❹ 아래위 치아가 살짝 벌어져 있을 때 아래턱이 완전히 이완된 상태다.

❺ 코로 숨을 천천히 깊게 들이마시면서 배를 부풀게 하고 입으로 숨을 내쉬면서 배를 들어가게 하는 깊은 호흡, 즉 복식호흡을 한다.

이 운동은 평생 습관처럼 할 수 있어야 한다. 아울러 다음 사항도 기억해야 한다.

- 입술이 서로 닿아 있어야 한다.
- 치아는 살짝 벌어져 있어야 한다.
- 혀는 입천장에 닿아 있어야 한다.
- 아래턱은 완전히 이완상태를 유지한다.

운동 2 턱의 스트레칭과 관절 운동범위 넓히기

목적 입을 벌리거나 오므릴 때 사용하는 근육을 이완해 입을 잘 벌리지 못하는 증상을 개선하는 운동이다.

주의사항 이 운동은 턱을 다친 직후에는 하지 않는다. 또 턱에서 소리가 나는 상태일 때도 피해야 한다.

운동방법 [그림 2-1]의 그림대로 따라 하면 된다. 각각의 동작을 1~2분가량 지속하고 하루에 두 번씩 한다. 운동할 때 뻐근하게 아픈 부분이 있다면 운동하는 동안 얼음주머니나 따뜻한 물수건 등 통증을 완화해주는 것을 갖다 댄다.

❶ 입술 사이에 손가락 하나 또는 그 정도 되는 물체가 들어갈 만큼 천천히 입을 벌린다.

❷ 손가락 또는 그 정도 크기의 물체를 대고 60초간 유지한다.

❸ 손가락을 두 개로 늘려서 다시 실시한 다음, 아프지 않다면 최종적으로 세 손가락이 들어갈 정도까지 입을 벌려준다.

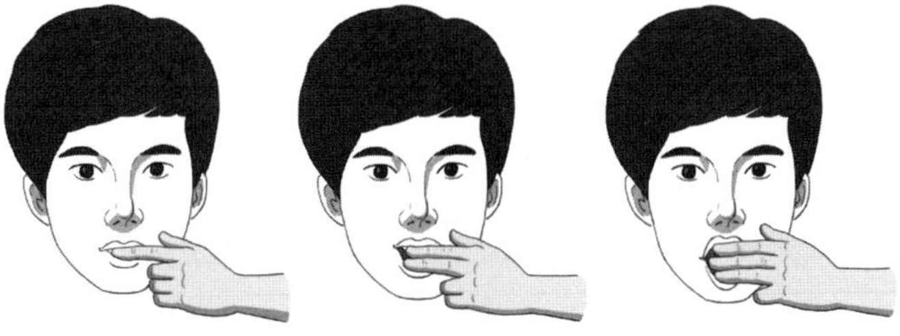

[그림 2-1] 턱의 스트레칭

운동 3 턱 크게 벌리기

목적 이 운동은 입을 다무는 근육을 이완하고 음식을 씹을 때 이용하는 근육을 강화한다.

주의사항 운동할 때 너무 세게 누르지 않는다.

운동방법 [그림 2-2]대로 각 동작을 따라 한다. 운동할 때 각 동작을 10번 반복하며 하루에 두 차례 시행한다.

❶ 주먹을 쥐어 둘째손가락과 나머지 손가락 사이로 턱을 지탱한다.

❷ 아래위 치아를 서로 벌려주면서 턱은 위로 밀어 올린

다(그림 2-2a).

❸ 아래턱을 받치는 힘에 대항해서 입을 손가락 하나 굵기 만큼 벌리고 숫자를 10까지 센다(그림 2-2b).

❹ 턱에서 주먹을 떼고 입을 닫는다(그림 2-2c).

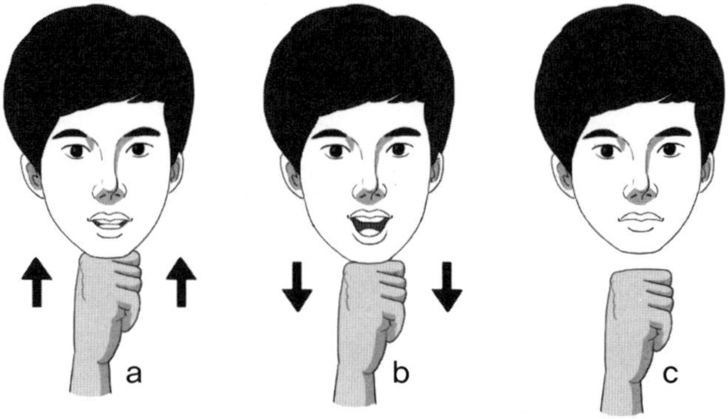

[그림 2-2] 턱 크게 벌리기

운동 4 율동적(리드믹) 안정

목적 턱관절 주변의 근육 부조화를 개선하고 턱관절에 전달되는 힘을 고르게 분산하는 데 효과적인 운동이다. 쉽게 말하면 아래턱 움직임을 조절해 입을 여닫을 때 관절이 어긋나지 않게 하는 운동이다.

주의사항 힘을 과도하게 가하지 않도록 한다.

운동방법 편한 자세로 앉아 거울을 보면서 운동한다. [그림 2-3]을 보고 따라 한다.

❶ 앞의 '운동 1'에서 연습했던 혀의 위치대로 혀 앞부분 3분의 1을 입천장에 닿게 하고 치아에는 닿지 않게 유지한다.

❷ 턱을 양손의 엄지, 검지, 중지로 붙잡는다.

❸ 입을 손가락 두 개 정도 두께로 벌린다. 이때 한쪽으로 턱이 어긋나지 않도록 주의하며 입을 여닫을 때 손으로 부드럽게 힘을 가한다.

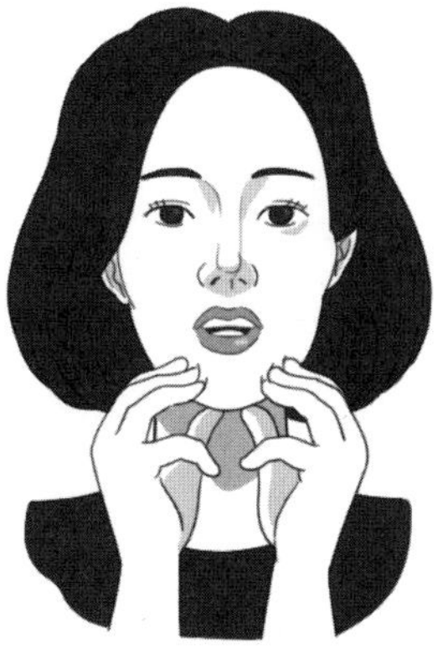

[그림 2-3] 율동적 안정

❹ 아래턱에 힘을 가해 오른쪽으로 움직이고, 이어서 왼쪽으로 움직인다.

운동 5 턱관절 회전운동 조절

목적 턱관절을 적절히 움직이는 방법을 연습한다.

주의사항 없음

운동방법
❶ 앞의 '운동 1'에서 소개한 방법대로 혀의 위치를 잡는다.
❷ 양손의 검지를 턱관절에 올려놓는다(그림 2-4 참고).

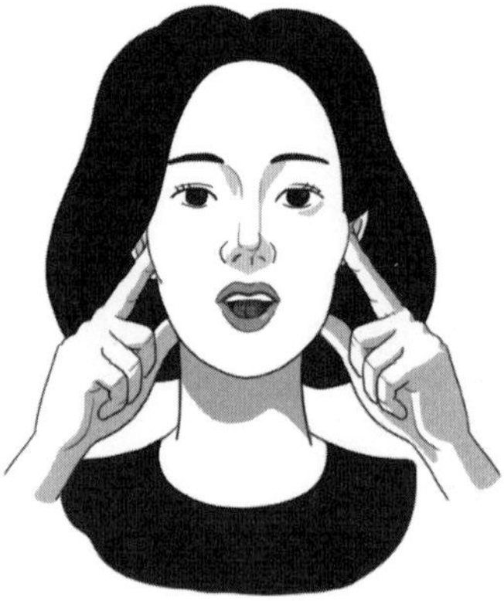

[그림 2-4] 턱관절 회전운동 조절

❸ 입을 여닫을 때 턱관절의 과상돌기가 손가락 앞쪽으로 빠져나갈 것 같으면 바로 멈춘다. 혀는 입천장에서 떨어지지 않게 유지한다.

※ 참고: 턱관절 회전운동 반경이 좁아진 상태에서 음식을 씹는 동작이 효과적인 경우도 있다.

운동 6 머리와 목의 스트레칭

이 운동은 의사나 치과의사 또는 물리치료사 등 환자의 상태를 잘 아는 의료진의 지도 감독 아래 실시한다.

목적 이 운동은 목과 머리 주변의 근육을 부드럽게 스트레칭하기 위해 실시한다. 턱관절 장애와 관련된 여러 근육이 긴장하거나 경련을 일으켰을 때 이 근육들을 부드럽게 풀어주면 증상 호전에 도움이 된다.

주의사항 이 운동은 부드럽게 해야 한다. 스트레칭을 과도하게 하면 오히려 증상이 악화될 수 있다. 일반적으로는 약간 긴장이 느껴지는 정도까지만 스트레칭한다.

운동 방법 [그림 2-5]를 그대로 따라 한다. 이 운동은 하루에 두 번씩 하고, 별도 지시가 없는 한 점차 강도를 높인다. 1회 동작 시 5초간 유지한다.

❶ 오른손으로 머리 왼쪽을 잡고 다른 손은 뒷짐 자세로 등에 붙인다. 어깨를 곧게 펴고 자세를 바로잡는다. 귀가 팔뚝에 닿게 한다.

❷ 머리를 기울여 목 근육을 스트레칭한다. 이때 5초간 자세를 유지한다.

❸ 반대쪽으로 손을 바꾸어 다시 실시한다.

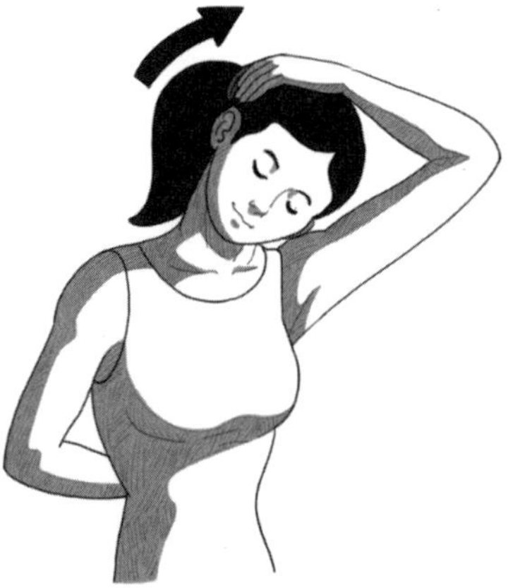

[그림 2-5] 머리와 목의 스트레칭

운동 7 어깨 자세 개선

목적 가슴과 등에 있는 근육을 스트레칭하여 폐활량을 늘리고 자세를 더 안정적으로 만들어 턱관절의 위치를 정상으로 돌려놓는다.

주의사항 없음

운동방법 앞에 소개한 '운동 1'을 그대로 따라 하면서 어깨뼈가 동시에 아래쪽으로 모일 수 있게 움직인다(그림 2-6).

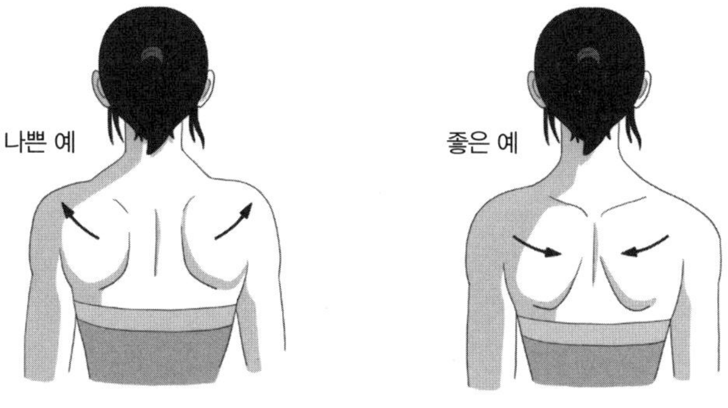

[그림 2-6] 어깨 자세 개선

운동 8 안정적으로 머리 굽히기

목적 등과 목의 근육을 스트레칭한다.

주의사항 없음

운동방법
❶ 목 뒤로 양손을 깍지 끼우고 목을 고정한다.
❷ 목을 곧게 폈다가 앞쪽으로 기울인다.

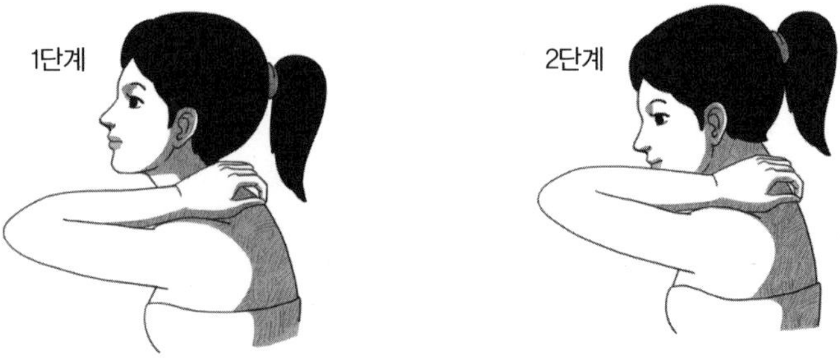

[그림 2-7] 안정적으로 머리 굽히기

운동 9 목의 자세 바로잡기

목적 머리의 위치를 바로잡기 위한 운동이다.

주의 사항 없음

운동 방법 ❶ 한 번에 세 가지 동작을 부드럽게 이어준다. 머리를 앞으로 숙였다가 뒤쪽으로 끌어당기고 목을 곧게 위로 뻗어준다(그림 2-8).

❷ 편안한 범위에서 턱을 목으로 당기는 자세를 생각한다.

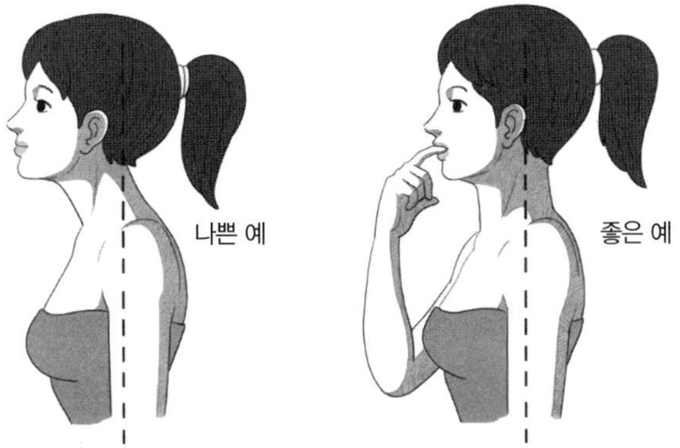

[그림 2-8] 목의 자세 바로잡기

이와 같은 턱관절 기능 향상 운동법이 턱관절 환자에게 매우 중요하지만, 그밖에도 턱관절 주변에 대해 알아야 할 것들이 많다. 특히 통증유발점을 따라 발생하는 근육의 통증이 중요하다. 다음 장을 계속 읽기 바란다.

03 통증유발점을 이용한 연관통 치료법

근육은 별난 성질이 있어 때때로 뭉쳐서 통증을 유발한다. 이따금 다리가 저린 경험이 있을 것이다. 이럴 때면 하던 일을 멈추고 근육을 풀어 통증이 사라지도록 주물러줘야 한다.

근육은 또 다른 증상을 일으키기도 한다. 예를 들면, 어느 한쪽 근육에 문제가 생겼는데 통증은 다른 부위에서 나타나는 경우가 있다. 대부분 그 통증의 원인이 아픈 부위와 멀리 떨어진 다른 부위에 있음을 모른다.

가정주부인 페기(Peggy, 39세)는 15개월 전 교통사고를 당한 뒤 여기저기 아픈 곳이 많았다. 그녀는 담당 치과의사 소개로 나에게 진찰받으러 왔다. 그녀는 나에게 오기 전까지 이미 가정의학과와 정형외과 진료를 받았고, 어깨 통증 때문에 물리치료를 받은 적이 있으며, 진통제와 근육이완제를 복용했고, 목에 보조기구를 착용해보았지만 별 효과가 없다고 했다.

내가 증상을 물어보았을 때 페기는 피곤하고 손발이 차며 이를 악무는 습관이 있고 귀가 울려서 소리를 잘 못 들으며 때때로 귀가 아프다고 했다. 가끔 머리와 등이 아프며 얼굴의 부비동에 문제가 있고 손가락이 얼얼하니 감각이 떨어진 적이 있다고 했다.

또 그녀는 입을 2.7cm 이상 벌리지 못하고 턱관절에서 잡음이 들리면서 점점 더 아파진다고 했다(입은 4cm 정도 벌릴 수 있어야 정상이다). 목이 뻣뻣하고 좌절감이나 공포감을 경험했으며 기분이 불안정하고 걱정이 많아졌다고 했다. 그녀는 근심, 걱정이 심해지면 손톱을 물어뜯는 버릇이 있었다.

진찰 당시 머리와 목, 어깨의 특정 근육을 누르자 그녀는 심한 통증을 호소했다. 근육에서 작은 멍울이 만져졌다. 대부분 사람들이 목과 어깨의 통증이 턱관절 이상과 관련되어 있는 것을 모르는 것과 마찬가지로 그녀도 자신의 개구장애(開口障碍, 입을 여닫기 어려운 증상)나 턱관절 이상과 목·어깨 통증이 관련되어 있는 것을 전혀 몰랐다. 이러한 관련성과 함께 무엇을 해야 하는지를 듣고 나서 그녀는 내가 알려준 대로 종합 건강 프로그램을 성실히 실천했다.

페기는 첫 진찰 때 약속한 것을 6일 동안 실천하고서 증상이 많이 개선되었다고 했다. 그녀는 많이 좋아져서 이제 밤에 잠도 잘

자고 턱이 삐걱거리지도 않는다고 알려왔다. 또 남편이 6일 사이에 일어난 변화에 놀라워한다고 했다. 그로부터 11개월 뒤 그녀는 치료경과가 대단하다고 평가했다.

페기가 경험한 증상들은 통증유발점과 연관통에 따른 것이다. 이 현상을 이해했다면 당장 행동으로 옮겨라. 턱관절 이상으로 생기는 통증에서 벗어나게 될 것이다.

연관통과 통증유발점

대부분 턱관절 이상 환자들에게 머리에서 발끝까지 특정 근육에서 발생하는 연관통이 있다. 따라서 통증유발점과 연관통이 무엇인지 이해하고 환자에게 어떤 식으로 연관되어 있는지를 아는 것이 중요하다.

앞에 소개한 페기 사례에서 근육에서 만져진 멍울을 눌렀을 때 민감하게 반응하는 곳이 통증유발점이다. 통증유발점을 눌렀을 때 그 부위 이외에 다른 곳에서도 통증이 느껴지는데 이런 통증을 연관통(聯關痛, referred pain)이라 한다.

어떤 근육이 원인인지 알고 거기서 통증유발점을 찾아 누르면 아파서 펄쩍 뛸 정도로 통증을 느낀다. 통증유발점은 근막통증유발점(myofascial trigger point)이라고 부르기도 하는데 대개 단단하게 긴장한 근육 주변에 위치한다. 이런 근육을 경직된 띠(taut band)라고 한다. 이런 근육들은 툭 불거져 잘 만져지는데 과도하게 사용했거나, 다쳤거나, 자세가 나빠서 잔뜩 경직되어 있기 때문이다. 근육의 통증유발점을 없애면 멀리 떨어져서 나타나던 연관통도 함께 사라진다.

이런 통증 유형은 예측이 가능하다. 통증유발점과 연관통의 유형은 거의 모든 사람에게서 동일하다. 1983년 재닛 트라벨(Janet Travell) 박사와 데이비드 사이먼(David G. Simons) 박사는 《근막통증과 근막이상: 통증유발점 매뉴얼(Myofascial Pain and Dysfunction: The Trigger Point Manual)》에서 이 통증의 유형을 그림으로 설명했다. 그들의 연구결과로 다양한 분야의 의료진이 자신이 돌보는 환자들의 통증 양상을 분석하고 통증을 줄였으며 재발을 막을 수 있었다.

환자들의 경우 통증 양상을 상세히 설명하여 통증유발점을 찾는 데 필요한 중요 정보를 제공했다. 의사들의 경우 환자들이 호소하는 통증 양상을 토대로 통증의 원인이 될 만한 유발부위가 어느 근육에 있는지 알아냈다. 이 장을 다 읽고 나면 여러분도 그렇게 할 수 있을 것이다.

현재 통증유발점과 연관통에 관한 가장 최신의 지견은 데이비드 사이먼 박사의 연구결과를 바탕으로 한다. 그는 통증유발점이 근골격계 통증이나 기능 이상의 가장 흔한 원인임을 밝혔으며, 임상 양상이 대부분 환자에게 공통적으로 나타난다는 사실을 발견했다.

데이비드 사이먼 박사가 발표한 내용을 살펴보면 다음과 같다.

- 환자들은 대개 단시간에 근육을 과도하게 사용한 경험이 있거나 만성적으로 근육을 잘못 사용했다.
- 통증유발점은 손끝에 만져지는 경직된 띠 형태로 발견되며 눌렀을 때 통증이 심하고 크기는 작은 멍울 정도다. 때로는 통증유발점이 깊이 있어서 만져지지 않는 경우도 있다. 이런 경우에는 눌러서 아픈 곳을 찾아야 한다.
- 압통점을 세게 누르면 통증 때문에 외마디 소리를 지르거나 몸을 움찔한다. 이것을 연축반응(jump sign)이라 하며 이는 근육에 통증유발점이 있음을 시사한다.
- 통증유발점에서는 압통점이 있는 근육의 특징적 통증이 발생한다.
- 환자들은 통증유발점이 있는 근육을 제대로 사용하지 못한다.
- 통증유발점은 저절로 좋아지기도 하지만 그대로 지속되거나 다른 요인에 따라 통증유발점이 늘어나면서 악화되기도 한다.

- 통증유발점이 여러 곳에서 생겼더라도 악화요인이 없다면 매일 일상생활을 유지하고 근육을 과도하게 사용하지 않는 것만으로도 며칠에서 몇 주 이내에 증상이 호전되고 통증유발점도 점차 사라진다. 통증유발점이 그대로 남더라도 큰 문제가 되지는 않는다.
- 지속요인이 그대로 남아 있는 한 통증유발점도 그대로 지속되고 2차 통증유발점이 생겨서 다른 증상이 늘어나고 점차 만성화되면 근육의 기능도 저하되고 정신적으로도 고통받게 된다. 지속요인 유무가 만성 근막통증유발점 환자 치료에서 중요한 부분이다.
- 통증유발점을 없애고 근육을 이완해 정상적인 긴장상태를 유지하는 것이 치료의 목표다(이완상태 근육은 크기 변화가 없지만, 긴장상태 근육은 그 길이가 변한다).

물론 모든 통증에 통증유발점이 있는 것은 아니다. 통증은 외상이나 질병으로도 생길 수 있다. 그러나 턱관절 장애에 국한해서 보면 찰스 그린 박사 설명대로 턱관절 장애는 양성 근육질환으로, 간단한 방법으로 치료할 수 있는 것으로 받아들여지고 있다.

장기간 수행된 연구결과 보존적 방법으로 치료받고 통증이 누그러들어 정상적인 근육 기능을 되찾은 환자들의 80~90%가 단기간 치료성과가 좋았고 장기간 문제로 이어지지 않았다. 이 장에서 소개하는 내용을 잘 이해해야 하는 까닭이 여기에 있다. 이 책을 읽기가 어려울 수도 있지만 이 책은 당신의 몸 상태를 좋게 하고 좋아진 상태를 유지하는 데 반드시 필요하다. 시간을 내서 각각의 근육들을 공부하고 통증이 있는 근육들을 기록해보자.

머리와 목, 어깨 근육의 연관통증 양상

여기에서는 턱에 연관통을 일으키는 주요 근육을 설명하고 직접 자기 통증유발점을 찾을 수 있게 도와줄 것이다.

각각의 근육 모양이 그림에 있으니 눌러서 통증이 유발되는 지점을 찾는다. 한 번만 눌러봐도 어디인지 금방 찾을 수 있다. 근육 맨 위에서부터 손으로 근육을 따라 만져본다. 부분적으로 단단하게 굳어 있는 결절을 찾을 수도 있다. 단단히 만져지는 부위를 눌렀을 때 통증이 심하다면 통증유발점을 찾은 것이다. 그러나 통증유발점을 찾는 것은 전체 과정의 일부일 뿐이다.

통증유발점과 연관된 통증을 완화하려면 다음 네 가지 단계가 필요하다.

❶ 통증유발점을 찾는다.

❷ 발견한 통증유발점을 없애거나 더는 통증이 생기지 않게 한다.

❸ 통증이 재발하지 않게, 근육이 정상적인 길이를 유지할 수 있도록 부드럽게 스트레칭한다.

❹ 통증이 계속될 만한 지속요인들을 찾아 없앤다. 나쁜 자세가 지속적인 통증유발점과 연관통의 주요 원인이므로 근육군을 설명한 이후 자세에 대해서도 언급할 것이다.

다음 그림들을 살펴보면 ×표시가 되어 있는 곳이 있다. 이 부위가 대표적인 통증유발점이다. 점으로 표시된 부분은 통증이 느껴지는 부위이며, 가장 진하게 표시된 부위는 통증이 제일 심한 곳이다.

경판상근(splenius cervicus: 목 뒤)

경판상근은 목 뒤쪽과 양쪽 견갑골(어깨뼈) 사이에 위치한다(그림 3-1). 이 근육의 통증유발점은 목이나 머리에 직접 충격을 받아 생긴 편타성 손상(whiplash injury)으로 활성화된다. 때로는 목을 앞으로 구부정하게 빼고 오래 있었을 경우 통증이 유발된다. 대표적 원인이 책상에 앉아서 목을 구부정하게 하고 오래 있거나 오랜 시

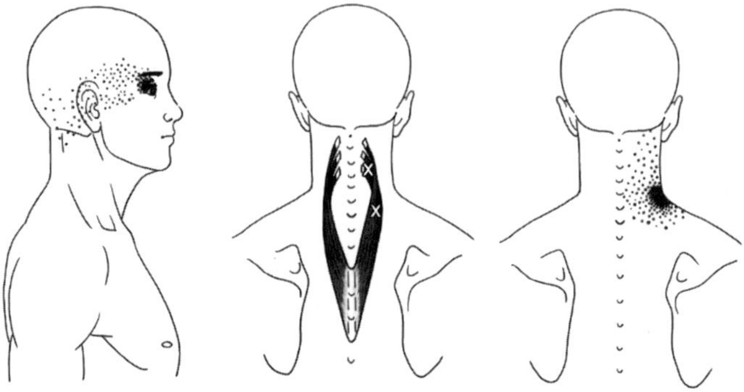

[그림 3-1] 경판상근(splenius cervicus)

간 컴퓨터 작업을 한 경우다. 이 근육은 특히 찬바람에 약하다. 여기서 시작된 통증은 목 뒤를 따라 머리로 이어져 눈 뒤쪽으로 전달되어 목이 아프거나 시야가 흐려진다.

흉쇄유돌근(sternocleidomastoid: 귀 아래쪽)

흉쇄유돌근은 한쪽 끝은 두개골의 유양돌기(mastoid bone)에 부착되어 있고 반대쪽은 둘로 나뉘어 쇄골과 흉골에 각각 부착되어 있다. 목에 물리적 충격을 받았거나 장시간 위를 쳐다보았을 때 또는 근육을 무리하게 사용했을 때 흉쇄유돌근의 통증유발점이 활성화된다.

때로는 목을 조이는 옷을 입어서 통증이 유발될 수 있으며, 작업 공간이 잘못 설계되어 키보드나 카운터의 높이가 너무 높을 때에도 문제가 생길 수 있다. 또 잘못된 의자에 앉아 있거나 불편한 가구를 사용해도 통증이 생긴다.

흉골에 부착된 근육(그림 3-2a)의 통증이 정수리 부근이나 눈과 볼 주변, 혀와 인후 부위에 연관통을 유발한다. 때로는 눈 뒤쪽으로 통증이 생기거나 눈물이 흐르며 눈이 충혈되고 눈꺼풀이 무거워질 수 있다. 눈에 증상이 생기면 시야에도 장애가 생길 수 있다. 귀가 울리거나 심한 경우 청각을 잃었다는 보고도 있다.

쇄골에 붙어 있는 근육(그림 3-2b)은 앞머리와 귀에 통증을 유발한다. 뺨과 치아 뒷부분에 통증이 생기기도 한다. 움직일 때 어지러움을 호소하거나 균형을 잃는 증상이 생기기도 한다. 자세가 불안정해서 어지러워하거나 두통으로 수면장애를 호소한다. 공

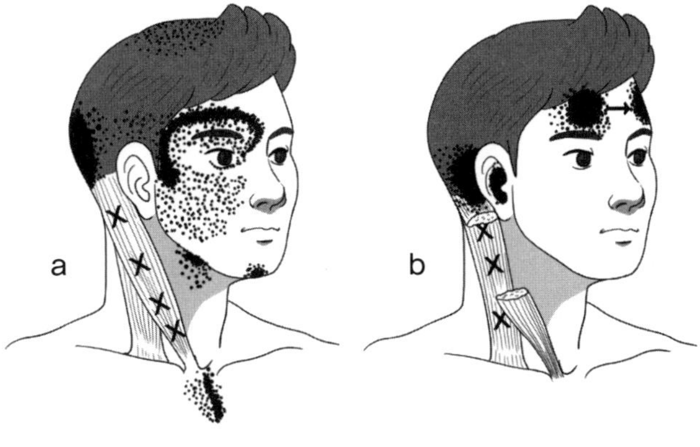

[그림 3-2] 흉쇄유돌근(sternocleidomastoid)

간 지각능력이 저하되며 현기증이 자주 생긴다. 어지럼증은 몇 초에서 몇 시간까지 다양하게 나타난다. 갑자기 운동 능력을 잃기도 한다.

데빈 스타라닐(Devin Starlanyl)은 만성 감염, 부비동염, 치아질환, 시각장애가 있는지 먼저 확인해야 하지만, 대부분 어지럼증은 목에서 발생한다고 주장했다. 그러나 어지럼증의 원인은 다양하므로 반드시 의사의 진찰을 받아야 한다고 덧붙였다.

승모근(trapezius: 어깨 위쪽)

승모근은 양쪽 어깨와 등을 가로지르며 펼쳐져 있다(그림 3-3). 목에 강한 충격을 받는 외상성 손상(편타성 손상)이 있는 경우, 손을 어깨보다 높은 위치에 놓고 작업하는 경우, 자세가 나쁜 경우, 무거운 옷이나 가방을 오랫동안 들고 있었을 때, 여성의 경우 몸을 조이는 브래지어를 착용했을 때도 통증유발점이 활성화된다.

이 근육의 통증유발점이 활성화되면 긴장성 두통이 잘 생긴다. 연관통증은 목 뒤쪽과 귀 뒤, 양쪽 관자놀이 부근이 대표적이다. 때때로 귓불이나 아래턱의 어금니 부근에 통증이 있다. 두껍고 딱딱한 베개를 사용할 때 증상이 생기기 쉽다.

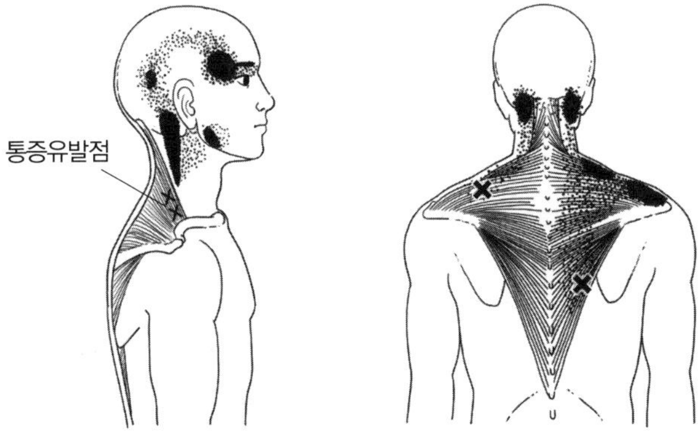

[그림 3-3] 승모근(trapezius)

교근(masseter: 볼 근육)

이 근육은 귀 바로 앞에서 시작해 아래로 이어진다. 이를 악무는 습관이나 반복적으로 이를 가는 버릇이 있을 때, 엄지손가락을 빨고 껌을 씹거나 딱딱한 물체를 이로 깨무는 버릇이 있을 때, 음식을 잘 씹지 못하거나 코가 막혀서 입으로 숨을 쉬는 경우, 치과 치료를 위해 입을 크게 오래 벌리고 있는 사람에게서 통증유발점이 활성화된다.

만성적으로 과도한 업무에 시달리거나 정신적 스트레스가 많을 때 이를 악무는 습관이 생긴다. 턱을 편안한 상태로 유지하지 못하고 계속 힘이 가해지면 통증은 더 심해진다. 치과 치료 중간에 턱을 풀어줄 수 있게 해달라고 부탁하라.

[그림 3-4]는 교근에 발생하는 통증의 다양한 양상을 보여준다.

- 위턱의 어금니 주변과 잇몸, 눈 바로 아래쪽에 연관통이 나타날 수 있으며(a), 부비동염(축농증)처럼 느껴질 수 있다.
- 통증유발점을 눌렀을 때 아래턱의 어금니 뒤쪽과 턱에 연관통이 생길 수 있다(b). 치아에 연관통이 생기면 음식 온도에 따라 또는 그 부위를 건드리기만 해도 통증이 생길 수 있다.

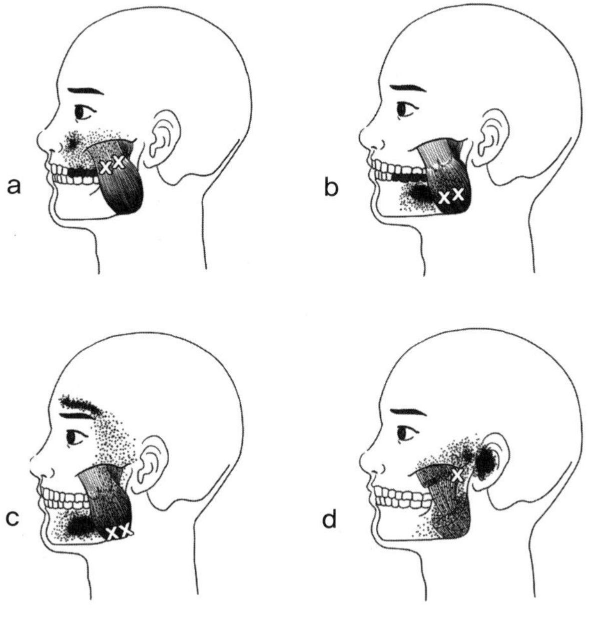

[그림 3-4] 교근(masseter)

• 양쪽 뺨을 가로질러 눈 주변으로 통증이 퍼질 수도 있다(c). 아래턱에도 연관통이 함께 나타날 수 있다.
• 저작근의 심부에 통증유발점이 있을 경우 연관통증은 뺨이나 턱관절에 발생하며 귀가 울리고 잡음이 들리는 증상이 동반된다(d). 귀 안쪽 깊숙이 미칠 듯한 가려움증이 생기기도 한다.

내측익돌근(medial pterygoid: 턱의 안쪽)

내측익돌근에 통증유발점이 활성화되면 음식을 삼키기 어렵게 되고 입을 벌릴 때 통증이 심해진다. 혀나 입천장, 코 안쪽, 인후와 귀 안쪽의 통증과 연관되어 있다.

이 근육이 귀인두관(auditory tube: 유스타키안관 또는 이관)이 막혀 있도록 조절하기 때문에 귀에 뭔가 이물감이 생긴다. 입을 크게 벌리거나 음식을 씹을 때 또는 이를 꽉 깨물고 있을 때 통증이 더 심해진다. 음식을 삼킬 때 목구멍 안쪽으로 통증을 경험한다. 정서적 긴장도 증상을 악화하며 만성 염증이 동반되면 증상이 악화된다.

[그림 3-5a]는 혀와 입천장, 턱관절 주변, 귀 안쪽, 코와 목구멍 안쪽에 생기는 연관통증을 보여준다. 이 근육에 통증유발점이 활성화되면 귀가 꽉 찬 느낌과 음식을 삼키기 어려운 연하곤란 증상 그리고 입을 벌리기 어려운 개구장애 등이 동반된다. [그림 3-5b]

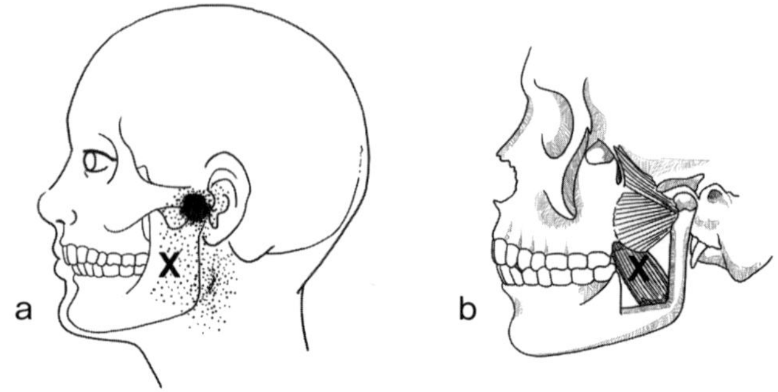

[그림 3-5] 내측익돌근(medial pterygoid)

는 턱뼈 일부를 제거해서 그 안쪽에 위치한 근육의 통증유발점을 보여준다.

외측익돌근(lateral pterygoid: 상악 제3대구치(사랑니) 뒤)

외측익돌근은 턱관절 주변으로 연관통을 유발하는 주요 근육이다. 이 근육의 통증유발점이 자극받으면 턱관절의 깊숙한 곳과 위턱뼈(상악골) 부비동에 통증을 일으킨다. 이런 통증은 이를 갈 때 생기거나 통증으로 이를 갈게 되는 경우도 있다. 이 근육이 팽팽하게 긴장되면 턱관절 기능 이상을 일으킨다. [그림 3-6b]는 가리고 있는 턱뼈 일부를 제거한 모식도로 근육의 모양을 보여준다.

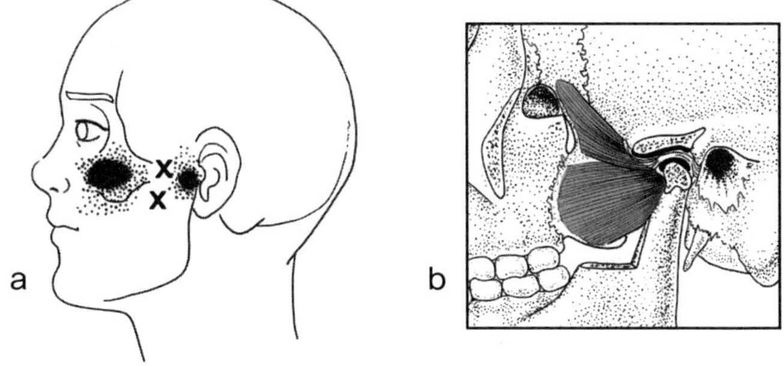

[그림 3-6] 외측익돌근(lateral pterygoid)

측두근(temporalis: 머리 양옆)

턱을 오랫동안 한 자세로 고정해놓았을 때, 이를 악물었을 때, 직접 근육에 외상을 입었거나 껌을 오래 씹었을 때, 입으로 숨을 쉬거나 차가운 음료를 마셨을 때 이 근육의 통증유발점이 활성화된다. 이 근육의 통증유발점이 자극받으면 눈썹 주변, 윗니, 광대뼈 부근, 눈 뒤에 연관통이 생긴다. 통증이 생기면 치아가 온도 변화나 압력에 예민해져서 아무것도 물지 못할 정도가 된다.

측두근의 통증유발점은 각각 연관통증이 다르게 나타난다. [그림 3-7]에 이해를 돕기 위해 각 통증유발점별 연관통증 부위를 표시해두었다.

• 측두근의 앞쪽 부분에 있는 통증유발점(a)은 위턱 앞니에 치통과 같은 양상의 통증을 유발하며 눈썹 주위와 눈 뒤쪽으로도 통증을 유발한다.
• 가운데 부분의 통증유발점(b와 c)은 가운데와 뒤쪽 치아에 통증을 일으킨다.
• 측두근 뒷부분(d)에서는 머리 뒤쪽으로 연관통을 일으킨다.

환자들 중에는 자신의 치통이 어디에서 시작되었는지 모르는

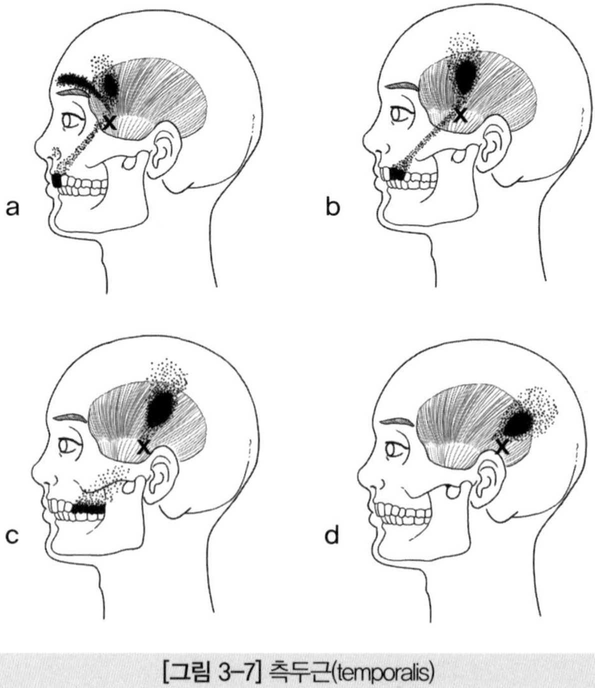

[그림 3-7] 측두근(temporalis)

경우가 많다. 그중에는 통증이 있는 치아를 빼고 또다시 다른 치아를 빼는 경우도 있는데, 통증유발점에서 기인한 통증은 지속된다. 따라서 이런 식의 발치는 해서는 안 된다. 치아에 통증이 있지만 치아 자체나 잇몸에서 문제를 발견하지 못하면 반드시 연관통을 고려해야 한다.

견갑거근(levator scapulae: 어깨올림근, 목의 양옆)

견갑거근의 통증유발점(그림 3-8)은 자세가 나쁘거나 정서적·육체적 스트레스가 많을 때 활성화될 수 있다. 이때 나타나는 대표적 증상은 경부 경직이다. 통증은 대개 견갑골(어깨뼈) 안쪽 모

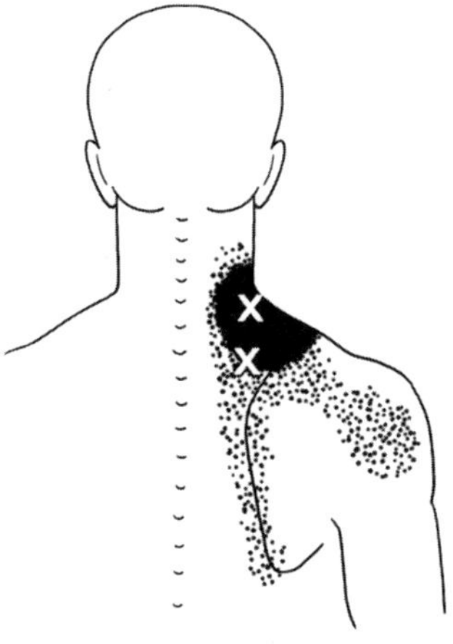

[그림 3-8] 견갑거근(levator scapulae)

서리를 따라서 집중된다. 환자들은 목을 돌리기 어렵다. 그래서 옆이나 뒤를 보려고 목을 돌리지 못하고 몸을 돌린다.

연관통이 있을 때 대처 방법

지금까지 잘 이해했다면 자기 몸에 통증을 일으키는 몇몇 통증유발점의 위치를 파악했을 것이다. 이제 통증을 일으키는 것이 무엇인지 알았다면 그것에 대처하는 방법을 소개하겠다.

통증유발점을 없애고 비활성화하며 재발을 막기 위해 부드럽고 수동적인 스트레칭과 나쁜 습관의 개선이 필요하다. 통증유발점 치료에 경험이 풍부한 의사가 많지 않기 때문에 통증유발점과 연관통증을 치료하는 과정을 도와줄 의료진을 만나기가 어려울 수 있다.

치료에는 물리치료(physical therapy), 근치료요법(myotherapy), 근막이완법(myofascial release) 등 전문 치료법과 가정에서 자가로 시행할 수 있는 요법으로 도움을 받을 수 있다.

물리치료(physical therapy)

물리치료사는 턱관절 장애 치료에서 중요한 역할을 하며 어떤 방식의 치료법을 시행하더라도 그 역할이 가장 크다. 물리치료법에 대해서는 10장에서 자세히 소개한다.

'뿌리고 늘려주기(spray and stretch)'라는 치료법을 들어본 적이 있을 것이다. 통증이 있는 근육에 휘발성 냉각제를 뿌려 근육 긴장을 막고, 이어 의료진이 해당 근육을 부드럽게 이완해 경직상태를 풀어주는 방법이다. 수동적인 근육이완이 이 치료법의 핵심이다. 이 치료는 자격을 갖춘 의료인에게 받아야 한다.

근치료요법(myotherapy)

근치료요법을 수련한 의료진을 만나고 싶어 하는 사람들이 많다. 근치료요법은 보니 프루덴(Bonnie Prudden)이라는 물리치료사가 개발한 치료법이다. 1977년 보니 프루덴은《통증 없애기: 보니 프루덴 요법(Pain Erasure: The Bonnie Prudden Way)》이라는 제목의 책을 집필했다. 이 책은 당시 미국에서 베스트셀러가 될 정도로 인기가 있었다. 그녀는 이 책에 여러 근육에서 나타나는 통증의 양상을 도식화했으며, 통증유발점을 없애는 방법도 소개했다. 그리고 통증유발점이 재발하는 것을 막아줄 운동방법도 소개했다.

나는 환자들에게 이 책을 통증유발점에 대한 안내서로 추천한다. 근치료요법을 정식으로 수료한 치료사를 만나기 어렵다면 집에서 할 수 있는 근치료요법을 소개한 보니 프루덴의 책이 도움이 될 것이다.

근막이완법(myofascial release)

또 다른 치료법으로 근막이완법을 강력히 추천한다. 이 치료법은 이미 1장에서 소개했듯이 물리치료사 존 바네스가 개발했다. 바네스는 두 곳에 근막이완법 교육센터를 건립하여 운영하며 의사, 치과의사, 척추지압요법사(카이로프랙틱사), 물리치료사와 그밖에 관심 있는 일반인들에게 치료법을 가르치고 있다.

근막이완법은 통증이 매우 심한 환자들에게 효과적인 방법이다. 턱관절 장애 환자들 중 섬유근육통이 동반되어 다른 치료법은 통증이 심해 견디지 못하더라도 이 치료법은 매우 부드럽고 가벼워서 견딜 수 있다. 이 치료법은 근육의 경직을 풀어주고 정서적 안정도 되찾아준다.

인근 물리치료센터나 척추지압요법(카이로프랙틱) 치료시설에서 이 치료법을 시행하는지 확인해보자.

자가요법

이 장에 소개한 정보를 토대로 자기 몸에서 통증유발점을 찾아본다. 통증유발점을 발견했다면 비활성화하기 위해 약 10초씩 경직된 근육이 풀어질 때까지 해당 부위를 압박하고 문질러준다. 손이 닿지 않는 부위는 친구나 가족의 도움을 받는다.

너무 무리한 힘을 가하지 말고 부드럽게 그리고 수동적으로 근육을 이완해 잔뜩 긴장한 근육을 원래 상태로 돌려야 한다. 실패하면 근육은 다시 경직상태로 돌아간다. 통증유발점을 발견한 부위에 온습포를 대고 20분 정도 온열로 마사지한 다음 운동을 해주는 것이 좋다.

자가요법 중 가장 중요한 것은 나쁜 버릇, 잘못된 자세를 바로잡는 일이다. 더 자세한 내용은 다음 장에 이어서 소개한다.

04 나쁜 습관 없애기

턱관절 장애 치료에 좀더 적극적으로 참여하고 싶다면 건강을 해치는 나쁜 습관을 자기 노력으로 없애는 것이 가장 중요하다. 나쁜 습관은 질병의 지속인자로 작용하여 턱관절 장애를 지속할 뿐 아니라 건강한 생활을 방해한다. 본인 이외의 다른 어느 누구도 자기 문제가 지속되는 요인이 무엇인지 알기 어렵다. 따라서 그것을 잘 알고 있는 자기 자신이 그러한 요인을 컨트롤해야 한다.

예를 들어 치과의사가 당신을 진찰하고 진단을 내리고 필요한 고정장치를 설치하고 부정교합을 조절하고 약을 처방해줄 수 있다. 또 의사의 진찰을 받고 다른 질병에 대해 약을 처방받을 수도 있다. 물리치료사는 통증을 완화하는 운동요법으로 치료해줄 수 있다. 영양사는 당신에게 딱 알맞은 식이프로그램을 만들어줄 수 있다. 그러나 치료가 성공할지는 환자 본인만이 알 수 있다. 아무도 대신해줄 수 없다.

자영업자인 빌(Bill, 60세)은 오른쪽 귀 바로 앞의 통증과 딸깍거리는 소리, 부비동의 심한 통증 때문에 급히 병원을 찾았다. 이미 부비동염(축농증)에 대해 수술을 받았지만 아무런 효과도 없었던 끔찍한 경험이 있는 빌에게 의사는 다시 수술하자고 했다. 빌은 그 말을 듣고서 비수술적 치료법을 찾아 나에게 왔다.

빌을 진찰해보니 외측익돌근에 근막통증유발점이 있었다(그림 3-6 참고). 이 근육은 경직상태에서 턱관절과 상악골의 부비동으로 연관통증을 유발한다. 턱관절 장애를 치료하기 위해 통상적인 치과 치료 후 치료성과가 더딘 이유로 빌의 나쁜 습관을 이야기했다. 빌은 평소 자세가 나빴고 껌을 습관적으로 씹었다. 이러한 나쁜 습관이 통증유발점의 회복을 더디게 했다.

빌은 자기 습관이 곧 질환을 지속시키는 요인임을 깨달은 뒤 그 습관을 버리려고 노력을 많이 했다. 나는 그와 함께 의논하고서 이후 13년간 경과를 관찰했다. 그는 치료 후 양측 턱관절과 부비동에 아무런 문제없이 지냈다. 힘들게 노력한 끝에 효과를 본 것이다.

나쁜 습관은 크게 분류하면 구강 습관, 전신의 자세 습관, 근육 사용과 식습관으로 나눌 수 있다. 1장에서 나쁜 습관 목록을 만들었다면 이번 장을 다 읽고 넘어가는 데 도움이 될 것이다. 이미 만들어진 목록에 다른 요인을 추가해도 된다.

잘못된 구강 습관

구강 습관에는 턱과 머리, 목 주변의 모든 행동이 포함된다. 케이트 해서웨이(Kate Hathaway) 박사는 해로운 구강 습관이 턱관절과 주변 근육에 긴장을 유발해 턱관절 이상과 머리, 목, 얼굴에 통증을 유발한다고 주장했다.

다음은 해서웨이 박사가 발표한 나쁜 구강 습관이다.

- 자거나 깨어 있는 동안 이 악물고 있기
- 자면서 이 갈기
- 껌 씹기
- 음식을 한쪽으로만 씹기
- 혀의 부적절한 위치
- 머리와 목의 부적절한 자세
- 연필이나 볼펜, 클립 등 사물을 입에 물고 있기
- 연필 끝을 질겅질겅 깨물기

• 손톱 물어뜯기
• 목과 어깨로 전화기 받치고 통화하기
• 뺨 안쪽을 습관적으로 물기

이러한 습관은 일정 기간 이상 지속될 경우 머리와 턱, 목의 근육과 관절을 지속적으로 경직시킨다. 예를 들어 이를 악무는 사람의 턱과 목 근육은 팽팽하게 긴장한 상태가 되며 턱관절에는 무리한 힘이 가해진다. 이를 꽉 깨물지 않더라도 턱을 긴장시키는 습관은 근육과 관절에 상당한 힘을 가한다.

이런 일이 반복되지 않으면 문제가 될 것이 없다. 반복해서 하지 않는다면 습관이라고 할 것도 없기 때문이다. 그러나 습관이 되면 관절과 근육에 계속 경미한 외상을 입히는 것과 마찬가지이므로 결국에는 그 대가로 얼굴과 머리, 목의 구조에 변화가 생긴다. 때로는 턱과 머리, 목의 자세에 변화를 초래한다.

거시적 외상(macrotrauma)은 통상적 손상에 준하는 상황으로 턱관절에 이상을 초래하고 근육통을 유발하지만, 위에 언급한 것과 같은 미시적 외상을 초래하는 습관(microtraumatic habit)도 오래 지속되면 관절과 근육에 이상을 초래하고 결국 거시적 외상과 같은 통증을 유발한다.

턱관절 장애의 약 80%는 근육에만 문제가 있다. 따라서 관절과 근육에 무리한 힘을 가하는 습관을 버리고 근육을 잘 풀어주기만 해도 호전된다. 턱관절 이상이 근육이나 관절 혹은 둘 다 침범한 경우라 하더라도 근육을 이완하고 주변 구조를 손상하는 습관적 행동을 중단하는 것이 가장 근본적이다.

관절 건강이 외상에 위협받는 상황이 되면 그 관절 주변의 근육과 인대가 관절을 보호하려고 자동으로 단단하게 경직된다. 그리고 근육이 손상되면 통증이 유발되면서 기능 이상이 뒤따르게 된다. 이것은 무릎이나 발목 같은 다른 관절에도 동일하게 적용된다. 관절에 부적절한 힘이 계속해서 가해지면 결국 관절이 손상된다. 관절에 손상이 생기면 주변 인대와 근육도 비정상적으로 경직되어 결국 본래 기능을 잃게 된다.

수면 중 습관

잠자는 동안에 새로운 습관을 익힐 수 없으므로 자면서 이를 악물거나 가는 버릇이 있다면 똑같은 행동을 깨어 있을 때도 할 확률이 높다. 자는 동안은 말 그대로 의식이 없는 상황이므로 이런 습관을 의식적으로 없애기가 쉽지 않다. 따라서 잠자리의 버릇을 고치려고 노력하기보다 깨어 있을 때 그런 행동을 의식적으로 피하는 것이 오히려 효과적이다.

근래에는 교합상(스플린트)을 이용하여 수면 중의 악습관을 제거하고 감소시킨다.

잘못된 자세 습관

1981년 스티븐 스미스 박사는《턱관절 정형외과학 도해집(The Atlas of Temporomandibular Orthopedics)》에서 턱관절 이상이 나쁜 자세와 관계가 있다고 보고했다.

대개는 간과하는 경향이 있지만, 전신 자세가 턱관절 장애의 주요한 요인이다. 대부분 사람들은 턱관절 장애를 떠올리면 먼저 머리와 목의 근육과 연관되어 있을 것으로 생각할 것이다. 그러나 통증유발점은 온몸에 분포하기 때문에 서고 앉고 걷고 자고 놀고 일하는 방식에 따라 턱에 나타나는 증상이 다를 수 있다.

실제로 나쁜 자세가 질병이나 수술 또는 염증에 의한 것과 같은 근막 이상을 초래할 수 있다. 근막에 이상이 생기면 근막이 단단하게 경직됨으로써 신경과 근육 그리고 뼈와 각종 장기에 필요 이상 압력이 가해진다. 근막은 전신에 걸쳐 서로 연결되어 있으므로 몸 일부에서 생긴 문제라도 전혀 다른 부위로 전달될 수 있다. 내가 진료하는 환자들에게 전신 그림을 주고 아픈 부위를 다 표시하라고 하는 이유가 여기에 있다. 이것은 이미 1장에서 해봤을 것이다.

어떤 사람은 “치과의사가 왜 전신 자세를 참견하는 거야? 치과의사라면 치아나 턱만 살피면 되는 거 아닌가? 대체 뭘 전공했기에 저러지?”라고 의아해할지 모른다. 바로 여기에 문제가 있다. 이른바 분야별 전문의들이 환자를 머리끝부터 발끝까지 종합적이고 체계적으로 살피지 못하고 턱관절 이상에 영향을 미칠 만한 모든 요인을 함께 고려하지 못하기 때문에 치료가 실패하고, 증상은 호전되지 않는 것이다.

전신 자세와 턱관절 장애 또는 안면 통증의 관계에 대해 여러 가지 이론이 있다. 어떤 전문가는 턱의 이상으로 전신의 자세가 바뀐다고 주장하기도 한다. 반면 자세 문제가 턱관절의 질환이나 통증으로 이어진다고 보는 견해도 있다. 실제 환자들은 그 양극단 사이에 있다. 나는 전문가 각각의 견해를 높이 평가하지만, 그들의 견해보다는 환자 처지에서 생각하고자 한다. 어떤 것이 우선이냐가 중요하다고 생각하지 않는다. 진정 중요한 것은 몸의 균형이 전신 건강에 미치는 영향을 이해하는 것이다.

몇 년 전 내 환자들 가운데 내가 어떤 치료를 처방해도 번번이 실패하는 환자들이 있었다. 내가 전신 자세와 턱관절 장애의 연관성을 이해하지 못했을 때였다. 그러나 이 개념을 내 치료계획에 포함하면서 비로소 치료에 성공했다.

뉴질랜드 웰링턴에서 물리치료사로 활동하는 로빈 맥킨지(Robin McKenzie)는 등과 목의 통증에 대한 국제적 권위자다. 그에게 양해를 받아 그의 저서《자기 목의 통증 치료하기(Treat Your Own Neck)》와《자기 등의 통증 치료하기(Treat Your Own Back)》에 수록된 그림과 내용 일부를 요약하여 여기에 소개한다. 많은 사람에게 흔한 잘못된 자세를 간략하면서 이해하기 쉬운 그림으로 보여주고 그런 자세의 교정법을 알려주고자 한다.

서 있는 자세

바르게 서 있는 자세는 누구나 당연히 알고 있는 것으로 생각하기 쉽다. 하지만 자신이 서 있는 자세가 [그림 4-1b]와 비슷하다면 서 있는 자세 교정이 필요하다. 바르게 서 있는 자세는 [그림 4-1a]처럼 등 일부에 안쪽으로 굴곡이 생겨야 한다.

허리 부근에서 안쪽으로 굽은 곡선 부위를 요추 전만곡(lumbar lordosis) 또는 요추 곡선(lumbar curve)이라고 한다. 이는 정상적인 척추뼈 형태를 따르는 것이다. 이와 같은 형태의 곡선이 목에도 있다. 이를 경추 전만곡(cervical lordosis) 또는 경추 곡선(cervical curve)이라고 한다.

정상적인 자세는 무엇을 하든 앞쪽으로 휘어 있는 척추의 곡선

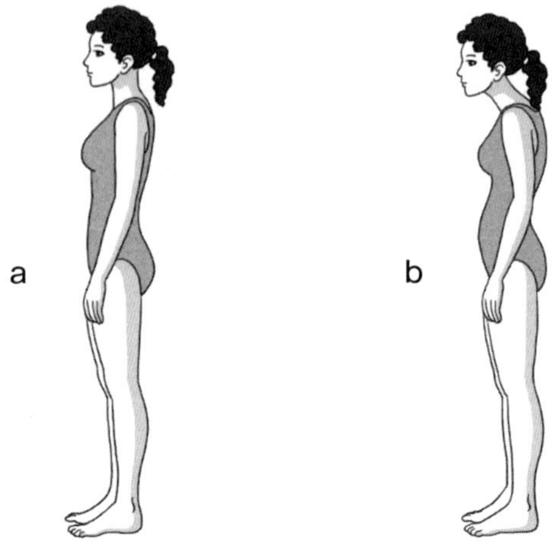

[그림 4-1] 서 있는 자세

들을 그대로 유지하는 것이다. 때로는 일이나 취미 활동 때문에 이 자세를 유지하지 못할 수도 있다. 특히 아주 오래 서 있어야 할 때가 그렇다. 소파에 늘어져 누워 있거나 오랫동안 허리를 구부린 자세로 서 있어 척추의 전만곡이 사라지면 통증이 생긴다. 자세를 교정하지 않으면 영구적 손상도 발생한다.

6장에서 소개할 요가 시작 동작인 '산 자세(mountain pose)'는 자세를 교정하고 균형을 잡는 데 도움이 될 것이다.

걷기

걷기는 휴식과 운동으로 훌륭한 방법이다. 그러나 [그림 4-2]와 같이 머리를 앞으로 내밀고 걷지 않아야 한다. 사람이 많은 쇼핑몰에 가거든 사람들이 어떻게 걷는지 살펴보기 바란다. 등과 허리 통증이 왜 그렇게 많은지 알 수 있을 것이다. 머리 무게가 4~7kg이므로 척추 맨 위에 제대로 자리 잡지 않으면 몸 전체가 불안정해진다. [그림 4-2]의 남자는 등을 펴고 어깨를 뒤로 빼서 목을 꼿꼿하게 하는 법을 배워야 한다.

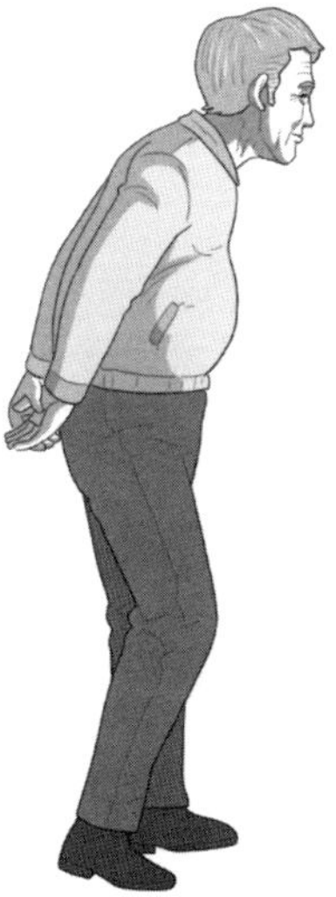

[그림 4-2] 나쁜 걷기 자세

물건 들어 올리기

바닥에 있는 물건을 집어 올리려고 몸을 숙이는 일은 수도 없이 많다. 무거운 물건을 들어 올려야 하는 직업인도 있다. 그런 경우가 아니더라도 상자를 들어 올리거나 세탁바구니를 들어 올리는 등 집 안에서도 몸을 숙여 물건을 들어 올리는 일이 많다.

[그림 4-3]의 여자는 상자를 저런 식으로 들다가는 몸을 망가뜨릴 것이다. 척추의 전만곡을 유지해야 함을 항상 기억하라. 물건을 들어 올릴 때는 허리를 굽히기보다는 무릎을 굽히고, 물건은

가능한 한 몸에 밀착한 다음 등을 뒤로 젖히고 그 힘으로 들고 있는 물건과 균형을 이룬다. 이동하면서 방향을 바꿔야 하면 허리를 돌리지 말고 발을 이동시킨다.

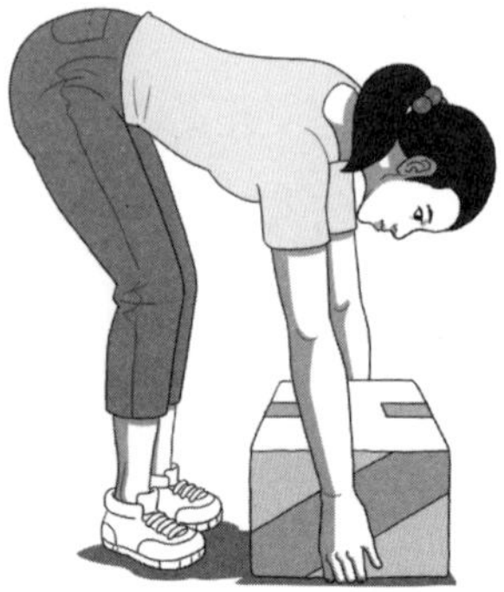

[그림 4-3]
나쁜 자세로 물건을 들어 올림

앞으로 몸을 기울인 채 일하기

진공청소기로 청소하거나 갈퀴로 마당을 정리할 때, 침상을 정리하거나 정원을 가꿀 때처럼 집안일을 할 때 몸을 앞으로 기울여야 하는 경우가 있다. 이런 일들을 하다보면 허리를 잘못 구부리거나 비틀기 쉬워 허리에 좋지 않은 압력을 가하게 된다. 직업적으로 하는 일 중에도 이런 자세를 요하는 일이 수없이 많다.

맥킨지는 이렇게 특정 방향으로 몸을 기울이고 있어야 한다면 일정한 간격으로 자세를 풀고 휴식을 취해야 한다고 조언한다. 곧게 서거나, 이번 장 맨 끝에 소개할 '등 스트레칭' 방법을 따라 하면 된다(그림 4-16). 몸을 기울이기 전에 스트레칭을 먼저 하는 것도 효과적이다.

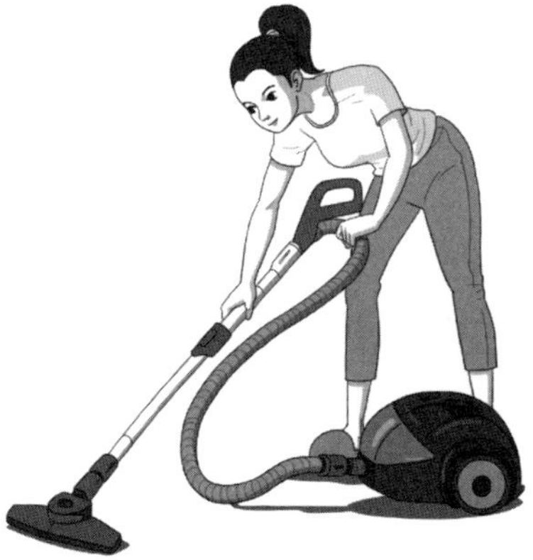

[그림 4-4] 앞으로 기울인 자세

앉은 자세

활기차게 걸을 때에는 자세가 꽤나 꼿꼿해진다. 머리는 뒤로 당겨져 척추 맨 위에 수직으로 놓여서 안정적으로 지탱된다.

그러나 의자에 편히 앉으면 머리와 목이 앞으로 기울어진다. 머리와 목을 지탱하던 근육들이 지쳐서 그렇다. 근육이 지쳐서 지탱하지 못하므로 자세도 유지가 안 된다. 결과적으로 머리가 앞으로 튀어나온 상태가 된다(그림 4-5b, 그림 4-14). 이런 자세로 앉는 경우는 매우 흔하다. 어린아이들에게서는 이런 자세를 보기 어렵지만 10대를 지나면서 서서히 나타난다. 원래 몸은 하루에 6~8시간씩 앉아 있도록 되어 있지 않다는 사실과 관련이 있어 보인다.

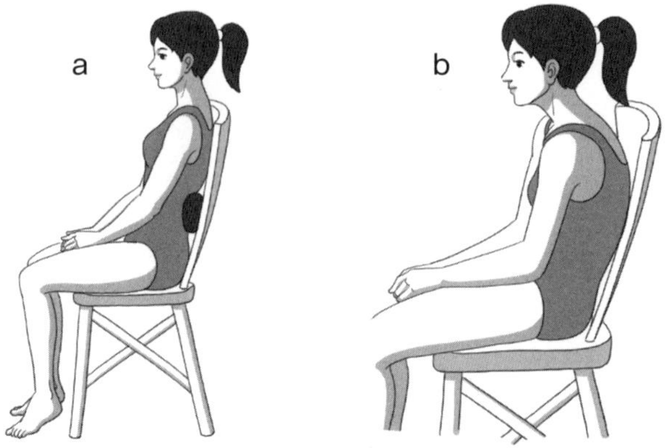

[그림 4-5] 앉은 자세

바르게 앉는 자세는 요추 부위의 전만곡을 유지하는 것이다(그림 4-5a). 그리고 이따금 일어서거나 주변을 걸으면서 자세를 바꿔야 한다. [그림 4-5a]처럼 허리 부위에 얇은 등받이를 받쳐놓으면 훨씬 쉽게 바른 자세로 앉을 수 있다.

구부러진 등허리

사무실에서 앉은 채 일하는 시간이 긴 사람들에게 허리 문제가 잘 생긴다. 허리를 구부리고 앉아서 몇 시간씩 있기 때문이다. 나쁜 자세(그림 4-6b)로 오랜 시간 앉아 있으면 척추 주변 인대가 과도하게 늘어난다. 머리와 몸을 구부정하게 한 상태로 오래 있어야 하는 일이나 활동은 등과 목에 문제를 일으킬 확률이 높다.

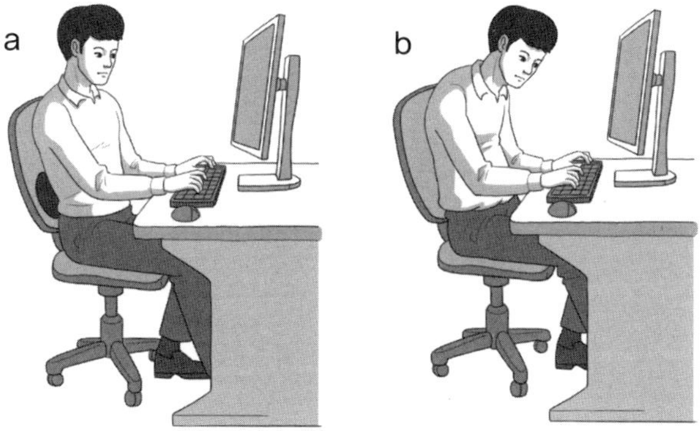

[그림 4-6] 책상에 앉아서 일하는 자세

책상에 앉아서 일할 때 허리의 본래 전만곡이 유지되어야 하고 발은 바닥에 닿아야 한다. 책상 높이는 팔을 내려놓았을 때 어깨가 편할 정도라야 하며 팔은 살짝 위를 향하게 하는 정도가 좋다. 30분마다 일어나서 주변으로 몸을 움직인다. 자동 조립 공정의 근로자나 정밀작업 기술자처럼 지속적으로 반복적인 일을 해야 하는 경우에도(그림 4-7) 근무 중 일정 시간 간격으로 일어나서 몸을 풀어야 한다.

이 장 뒷부분에 소개한 '등 스트레칭' 운동법이 이런 상황에 있는 사람들에게 매우 효과적이다. 간단한 동작이므로 수시로 해보기 바란다.

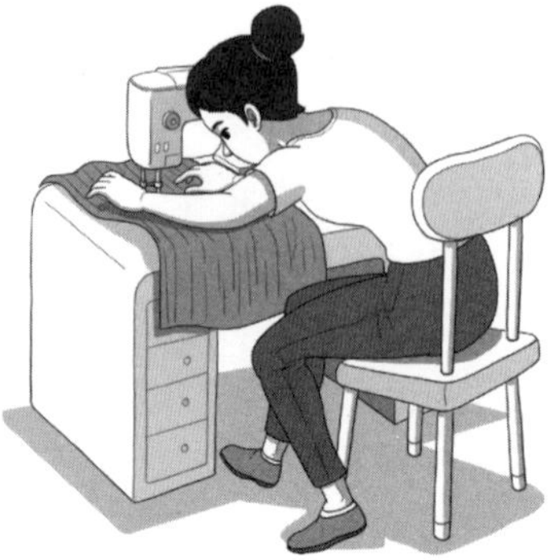

[그림 4-7] 앞으로 엎드려서 일하는 자세

전화하는 자세

평소에 [그림 4-8]처럼 전화를 하는가? 이동전화가 나온 이후로는 전화기를 어깨에 받쳐두고서 여러 가지 일을 할 수 있게 되었다. 서 있거나 앉아 있거나 똑같다. 이처럼 전화기를 붙잡아두기 위해 머리를 기울이고 있으면 목 근육과 인대를 무리하게 사용해서 통증이나 불편감이 생긴다. 집에서나 직장에서 이런 자세를 자주 취한다면 앞으로는 가급적 피해야 한다.

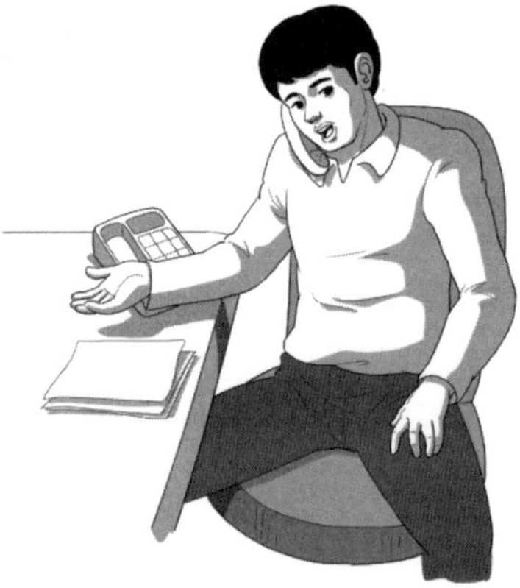

[그림 4-8]
어깨에 전화를 걸쳐놓은 자세

의자에서 잠들기

한밤중에 의자나 소파에서 [그림 4-9]처럼 목과 등을 비틀고 잠들어본 적이 있는가? 이런 식으로 잠들었다면 이것이 바로 당신 목과 등이 아픈 주요 원인일 것이다.

평소에 앉는 의자와 소파의 깊이를 확인하라. 의자가 너무 깊으면 등이 구부정하게 된다. 가구를 바꿀 수 없다면 등에 단단한 쿠션을 대서 허리를 꼿꼿이 유지해야 한다.

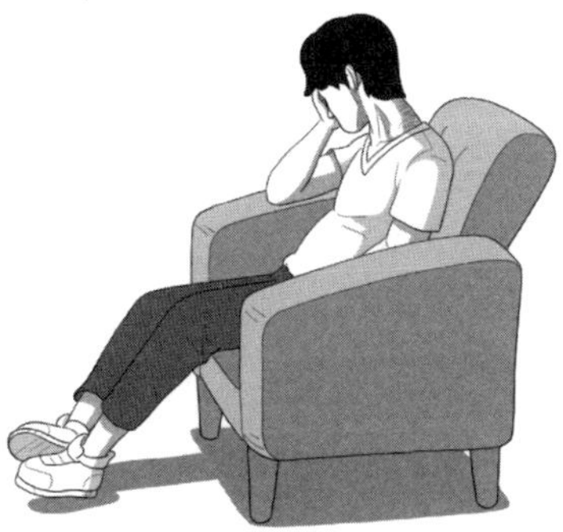
[그림 4-9] 의자에서 잠들기

소파 위 자세

아마도 10명 중 9명은 집에 오면 [그림 4-10]의 남자처럼 소파에 기댄 채 텔레비전이나 신문, 잡지를 볼 것이다. 당신 자세는 어떠한가? 이 습관은 쉽게 고쳐지지 않는다. 그러나 허리를 받쳐줄 쿠션을 이용하면 금방 편해질 것이다.

누워서 책읽기

[그림 4-11]처럼 잠자리에 누워서 책 읽는 자세(고개가 앞으로 숙

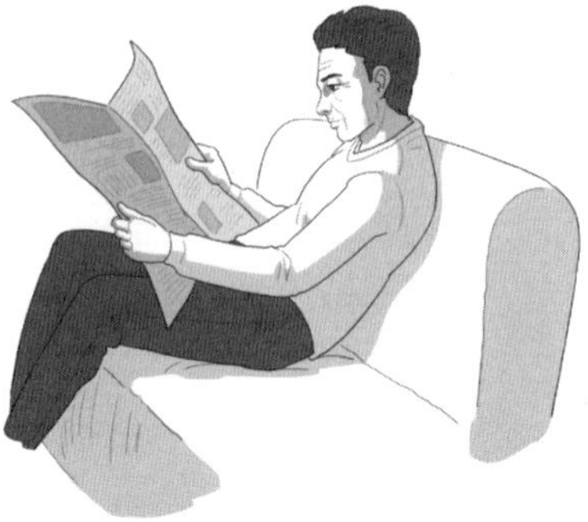

[그림 4-10] 소파 위 자세

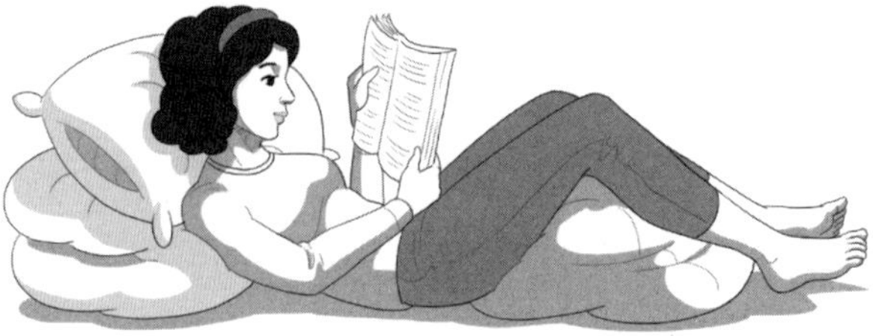

[그림 4-11] 누워서 책읽기

여져 있고 등이 구부정하게 되어 있는 자세)가 몸에 해롭다고 생활 속 즐거움을 모두 뺏어가려는 것 같은가? 불행하게도 많은 사람이 이런 자세로 휴식을 취하는 것을 좋아하며 자주 이런 자세를 한다.

그러나 이 자세는 등과 목 그리고 턱관절 통증이 지속되는 요인이다. 이로 생기는 문제를 해결하려면 등과 목 뒤에 단단한 쿠션을 사용해서 머리에서 엉덩이까지 척추가 곧게 펴지도록 해야 한다.

그림에서처럼 무릎 아래를 받쳐주는 것도 중요하다.

운전자세

잠시만 자신이 자동차에 앉는 자세를 생각해보자. [그림 4-12]처럼 앉은 모습이 익숙한가? 등이 평평하고 목이 앞으로 튀어나와 있는 자세가 잘 보이는가? 자동차업체에서는 차량 좌석 설계에 많은 관심을 기울인다. 실제로 맥킨지연구소는 일본의 자동차업체 도요타로부터 차량용 의자 설계 자문 요청을 받았다.

차에 앉아 있을 때 등이 아플 경우 허리에 받쳐줄 쿠션을 이용해 척추 모양을 바로잡아주면 도움이 된다. 꼭 기억해야 할 것은 머리는 척추 맨 위에 수직으로 위치해야 하며, 요추부에는 적당한 전만곡이 유지되어야 한다는 것이다. 장거리 여행을 할 때 일정 시간마다 차를 세우고 전신 스트레칭을 하거나 주변을 걸어서 몸을 풀어야 한다.

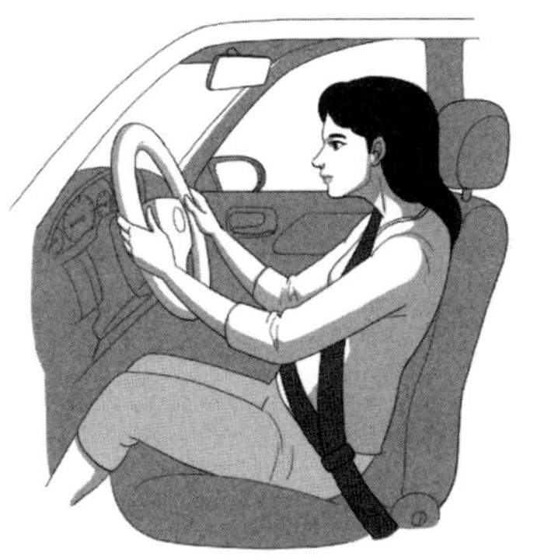

[그림 4-12] 나쁜 운전자세

등받이 없이 앉은 자세

많은 사람이 야구 경기장에서 오랜 시간 앉아 경기를 관람한다. 또는 야구가 아니더라도 다양한 운동을 할 때 기다란 벤치에 앉아 있는 경우가 있다. [그림 4-13]처럼 등받이가 없는 의자에 오래 앉아 있으면 등과 목 그리고 턱관절에 통증이 생길 수 있다.

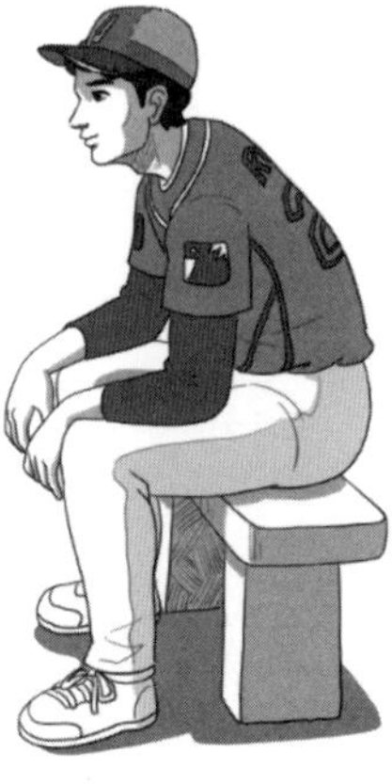

[그림 4-13] 등받이 없이 앉은 자세

육체 활동 후 쉬는 자세

달리기나 자전거 타기, 축구나 테니스 등 운동을 하고 나서 등이나 허리에 통증을 호소하는 사람들이 많다. 운동을 한 탓으로 돌리기 쉽지만 운동보다는 오히려 이후에 쉬려고 의자에 앉거나 소파에 늘어져 있을 때가 문제인 경우가 많다.

맥킨지는 운동 후 척추가 소파나 의자에 기대앉은 상태일 때 오히려 더 쉽게 뒤틀리는 것을 발견했다. 그러므로 운동을 격렬하게 한 뒤에는 반드시 마무리 운동으로 전신 스트레칭을 해야 한다. 또 운동 후 머리와 목을 쭉 펴고 뒤로 당겨주는 동작을 5~6회 반복해

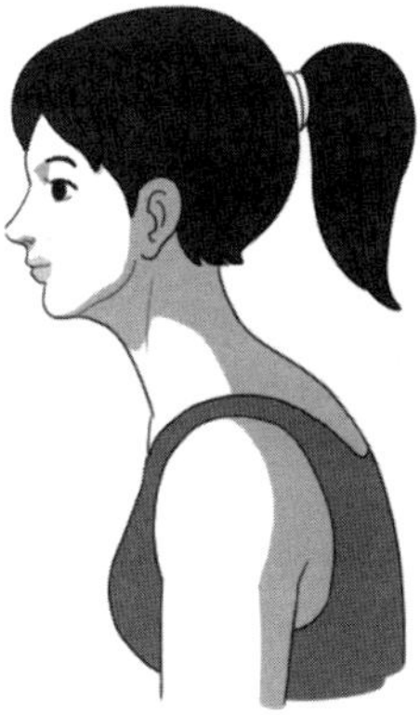

[그림 4-14] 얼굴이 앞으로 튀어나온 자세

야 한다. 머리를 앞뒤로 밀고 당기기를 5~6회 반복하라는 뜻이다.

쉬려고 앉을 때에도 [그림 4-14]처럼 얼굴이 앞으로 튀어나오지 않도록 주의한다.

수면자세

엎드려서 자는 사람들은 종종 일어났을 때 목과 머리에 통증이 있다가 시간이 지나면서 점차 누그러든다고 한다. 이런 자세로 잠을 자려면 [그림 4-15]처럼 머리를 어느 한쪽으로 돌리고 자야 하므로 자는 동안 목을 최대 각도로 돌린 상태가 된다. 결과적으로 목의 관절과 근육, 연부조직에 대단한 긴장을 초래한다.

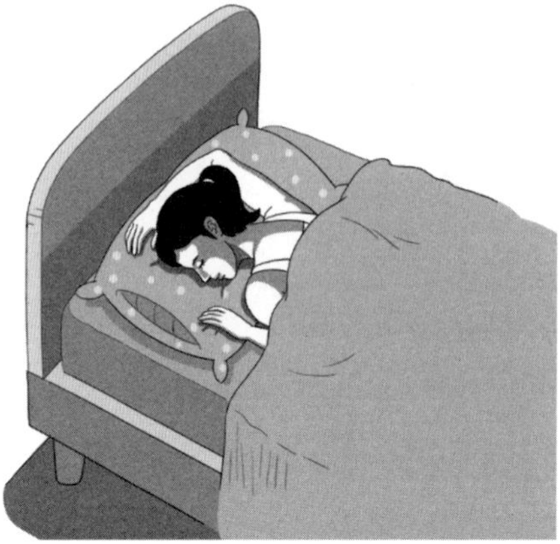

[그림 4-15] 나쁜 수면자세

이런 문제가 있다면 엎드려 자는 버릇을 버려야 한다. 처음에는 바로 누워서 자는 것이 힘들겠지만 그렇게 해야만 턱과 목의 통증이 줄어들 것이다.

등 스트레칭

앉은 자세 또는 서 있는 자세가 나쁘다는 것을 알았다면 여기서 소개하는 스트레칭이 허리에 가해지는 압력을 줄여주어 요추의 전만곡을 회복하는 데 도움이 될 것이다.

먼저 양손을 허리의 잘록한 부분에 대고 손가락을 뒤로 향하게 한다. 무릎을 꼿꼿이 펴고 등을 가능한 만큼 뒤로 굽힌다. 이 자세를 몇 초간 유지했다가 다시 처음 자세로 돌아온다.

이 운동을 꾸준히 계속하다보면 [그림 4-16]처럼 목과 등을 완전히 펼 수 있을 것이다. 불편하지 않으면 2~3회 반복한다.

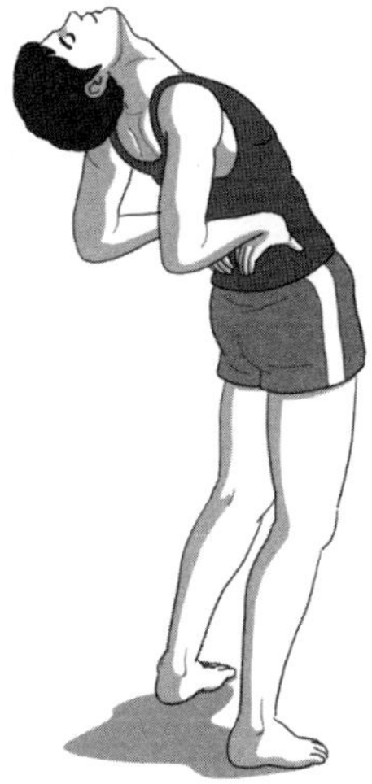
[그림 4-16] 등 운동

등과 허리 통증을 예방하려면 자기 자세가 앞으로 구부정하게 기울어 있는 것을 발견할 때마다 한 번씩 이 운동을 실시한다. 맥킨지는 오래 앉거나 서 있어야 할 때 사전 운동으로 등 스트레칭을 권장한다.

잘못된 자세에서 오는 통증은 초기에는 자세만 바로잡아도 곧 사라진다. 하지만 여러 번 반복되다보면 습관적인 나쁜 자세가 관절에 변형을 일으키고 과도한 힘이 가해져 관절이 닳는다. 결과적으로 관절이 일찍 퇴행성 변화를 겪는다.

그러므로 나쁜 자세가 장기간 계속되면 외력에 따른 손상만큼이나 심한 영향을 미칠 수 있다. 나쁜 자세를 고치지 않고 그대로 방치하면 결국 나이 들어 허리가 굽고 구부정하게 된다. 그때는 바르게 펴려고 해도 안 된다. 고개를 돌리는 것조차 불가능하게 될 것이다.

노인들에게서 나타나는 관절 변형은 나쁜 자세에 따른 가시적 결과다. 관절 변형에 속발하여 나타나는 심각한 결과에는 이렇게 변형된 신체에 내부 장기가 영향을 받아 등이 굽은 환자의 경우 폐가 다 펴지지 않아 호흡이 어려워지고 위장을 비롯해 내부 기관들이 제 위치에서 정상적 기능을 하지 못하게 된다.

맥킨지는 많은 사람이 노화에 따른 피할 수 없는 현상이라고 생각하는 척추 변형을 충분히 예방할 수 있다고 주장한다. 예방 방법 중 하나가 [그림 4-16]의 등 운동이다. 이 운동을 적어도 하루에 한 번씩 하는 것이다.

잘못된 근육 사용과 식습관

운동을 전혀 안 해도 문제지만 너무 심하게 무리해서 하는 것도 근육에 좋지 않다. 근육을 사용하지 않으면 그 크기가 감소한다. 거동이 불편해서 휠체어나 침상에만 있는 사람들에게 적합한 운동을 제공해주는 것이 좋은 이유가 여기에 있다.

반면 "아픔이 없으면 얻는 것도 없다"라는 생각으로 운동을 무리하게 하는 것도 근육에는 운동을 전혀 안 하는 것과 마찬가지로 나쁘다. 활동량이 많은 운동을 지속하는 것이 심장에는 좋지만 근육에 피로가 누적되므로 지치는 때를 잘 알고 운동을 조절해야 한다.

몸에서는 평상시 식습관에 대해 신호를 보낸다. 자기 몸은 자기가 먹는 대로 된다는 말이 있다. 개개인의 영양 상태가 서로 다르고, 몸에 필요한 영양소와 흡수와 배설이 모두 다르다. 턱관절 장애 환자들에게서 칼슘, 철분, 칼륨 성분 결핍이 종종 발견된다. 해당 환자라면 전반적인 영양 섭취에도 주의해야 하지만 특히 위에 언급한 영양소에 대해 각별한 관심이 필요하다.

6장에서 운동과 식이요법에 대한 자세한 정보를 소개한다. 운동과 식이요법에 대해 읽는 중에도 이번 장에서 권고한 나쁜 습관 버리기를 반드시 기억하기 바란다.

나쁜 습관 개선하기

나쁜 습관은 저절로 사라지지 않는다. 먼저 해로운 습관을 없애려면 습관 자체를 조절하는 게 아니라 자기 자신을 조절해야 한다는 사실을 이해해야 한다. 이 말의 의미를 이해했다면 다음 과정을 진행할 준비가 되었다.

❶ 자기 습관을 더 자세히 알기

❷ 습관을 교정해야 하는 이유 알기

❸ 습관을 어떻게 고칠지 방법 찾기(예: 치아와 혀가 관계된 습관을 어떻게 고칠지, 머리와 목의 자세를 어떻게 바로잡을지)

❹ 나쁜 습관을 감시하고 건강한 습관이 몸에 익을 때까지 계속 고치려고 노력하기

이번 장 앞부분에서 ❶~❸ 과정을 다루었다. 마지막 ❹ 과정이 가장 중요하며 이것은 자기 스스로 할 수밖에 없다. 의료진이 나쁜 습관을 찾아주고 어떻게 해야 할지도 알려줄 수 있지만, 실제 나쁜 습관을 버리도록 일상을 계속 감시하지는 못한다. 자기 자신이 바꾸려는 의지가 없으면 그 누구도 바꿀 수 없다. 또 의지만으로도 안 되고 노력이 있어야만 바꿀 수 있다.

지금까지 나쁜 습관에 대해 알아본 당신은 나쁜 습관을 고칠 전략을 세울 준비가 되었는가? 1장에서 지속요인을 찾기 위해 확인했던 질문지와 비슷한 다음의 확인 목록들을 검토해보자. 1장에서 확인했던 지속요인을 다시 보고 와도 좋다. 빼먹은 것이 없는지 확인하라.

다음 나쁜 습관 목록들을 살펴보고 처음에 빠뜨린 것이 있으면 다시 확인해서 표시해보자.

잘못된 구강 습관

____ 껌 씹기

____ 볼살 안쪽 깨물기

____ 이 악물기

____ 이 갈기

____ 연필 깨물기

____ 손톱 물어뜯기

____ 적절하지 않은 혀 위치

____ 질겅질겅 씹는 습관

____ 아래위 이 사이에 무엇인가 물고 있는 습관(연필, 볼펜 등)

____ 한쪽으로만 씹는 습관

____ 혀로 치아를 미는 습관

____ 사탕 빨기

____ 얼굴을 찡그리는 습관

____ 기타: ______________________

잘못된 자세 습관

____ 책상에 기대고 있기

____ 어깨로 전화기 받치고 있기

____ 나쁜 자세로 컴퓨터 사용하기

____ 나쁜 자세로 물건 들어 올리기

____ 소파에 늘어져 있기

____ 엎드려 자기

____ 목을 구부리고 누워서 책 읽기

____ 너무 두껍거나 푹신거리는 베개를 베고 자기

____ 몸을 부적절하게 구부리기

____ 얼굴을 앞으로 내밀기

____ 발을 끌며 걷기

____ 나쁜 자세로 운전하기

____ 앉을 때 다리 꼬기

____ 맞지 않는 가구에 앉기

____ 한 자세로 오래 있기

____ 기타: ______________________________

잘못된 근육 사용과 식습관

____ 운동할 때 근육을 과도하게 사용

____ 근육에 무리한 힘을 가함

____ 비타민 B_1, B_6, B_{12}와 엽산이 부족한 식사

____ 비타민 C 결핍

____ 칼슘, 칼륨, 철분 결핍

____ 전반적인 영양 결핍

____ 과도한 카페인 섭취

____ 기타: ______________________

위의 항목들을 검토해서 자기 습관을 찾았다면, 나쁜 습관들의 순서를 정한다. 우선 위에서 찾은 나쁜 습관들을 다음 표에 모두 적고 앞의 짧은 밑줄은 비워둔다.

내가 개선해야 할 습관 목록

______ ______________________________

______ ______________________________

______ ______________________________

______ ______________________________

______ ______________________________

______ ______________________________

______ ______________________________

______ ______________________________

______ ______________________________

______ ______________________________

적어놓은 습관 왼편의 작은 빈칸을 이용해 가장 쉽게 해결할 수 있을 것부터 가장 어려울 것으로 예상되는 것에 번호를 붙인다. 즉, 가장 쉽게 고칠 수 있을 습관을 1번, 그다음 것을 2번, 이런 식으로 순서를 정한다. 이제 왜 이렇게 했는지 의도가 파악되는가? 당연히 성과를 빠르게 얻기 위해서다. 즉 쉽게 고칠 수 있는 습관부터 먼저 고쳐라. 그리고 그다음 습관을 고친다.

다음 4칸짜리 목록을 이용해 목표를 정한다. 예를 들어 껌 씹는 습관을 고치려고 한다면 아래와 같이 표시하면 된다.

나쁜 습관	변화 예상 시간표		
	1개월 후	3개월 후	6개월 후
껌 씹기	일주일에 2통으로 감량	출퇴근할 때만 껌 씹기	이따금만 껌 씹기

자, 이번엔 자기 목표를 아래 빈칸에 써보자.

나쁜 습관	변화 예상 시간표		
	1개월 후	3개월 후	6개월 후

목표를 세웠다면 자신이 습관을 고치려는 이유를 확실히 하고 어떻게 고칠지 방법도 잘 알아야 한다. 그리고 자기만의 방법으로 나쁜 버릇을 없애려고 노력해야 한다. 습관을 고치는 것이 쉽지는 않을 것이다. 하지만 생각만큼 어렵지도 않을 것이다. 자기 자신에 대해 파악하고 알고 있는 것만으로도 변화가 앞당겨질 것이다.

케이트 해서웨이 박사가 나쁜 구강 습관을 고치는 데 사용한 방법은 단순하지만 효과가 있다. 이 방법은 매 20분 간격으로 자기 입버릇을 확인하는 것이다. 시간을 확인하기 위해 주방용 타이머를 사용할 수 있다.

다음은 해서웨이 박사의 글이다.

만약 이가 아래위로 맞닿아 있다면 턱의 위치가 잘못된 것이다. 또는 머리나 목, 혀의 위치가 잘못된 것일 수 있다. 확인한 즉시 혀를 당기거나 치아를 서로 떨어뜨려놓거나 근육을 이완하는 등 문제를 교정하라. 그리고 다시 상태를 확인할 때까지 일상으로 돌아가라.

이가 맞닿아 있는 것이 문제가 아니고, 부지불식간에 얼굴을 찡그리거나 입 안쪽 볼살을 깨물거나 혀를 깨무는 등 안면 근육을 긴장시키는 버릇이 문제일 수 있다. 주기적으로 확인하고 교정하는 방법은 이를 악물고 있는 것과 같이 겉으로 드러나는 습관을 교정하는 효과가 있다. 반복적으로 연습하면 버릇이 교정된다. 핵심은 이를 악무는 습관 대신 좀더 나은 다른 습관을 익히는 것이다. 계속 감시하고 교정한다면 짧은 시간에 교정이 가능하다. 또 이후에도 지속적으로 감시하면 오랜 시간 교정상태를 유지할 수 있다.

이 방법은 단순하고 직선적이지만 자기 자신의 적극적 참여와 책임감이 필요한 방법이다. 이 방법은 구강 습관이 있는 대부분 환자에게 놀라운 효과를 보인다. 환자 자신이 바른 자세를 유지하려고 의식적으로 노력하는 한 교정상태가 유지된다. 만약 과거 습관이 다시 나타난다면 동일한 방법으로 교정하라.

근육을 긴장시키는 버릇에는 나쁜 자세, 얼굴 찡그리기, 껌 씹기, 한쪽으로만 씹기, 사탕 빨기, 손톱 물어뜯기, 입에 물고 질겅거리기 등이 있다. 왜 이런 버릇을 고쳐야 하는지, 그리고 어떻게 고쳐야 하는지 먼저 알아야 한다.

의사가 단순히 "껌 씹는 버릇을 버려야 합니다"라고 권고하는 것만으로는 부족하다. 본인이 껌 씹는 행동이 근육에 미치는 영향과 턱관절 구조에 미치는 해악을 이해해야 한다. 환자가 자기가 하는 습관적 행동의 결과를 이해한다면 치료과정에 좀더 적극적으로 임할 수 있다.

다음은 나쁜 버릇을 없애기 위해 꼭 기억해야 할 것이다.

- 한 번에 하나씩 해결하자.
- 목록에 적어둔 여러 가지 습관 중 고치기가 가장 쉬울 만한 것부터 고쳐보자.
- 버릇을 금방 고치지 못했다고 좌절하지 말자. 버릇 하나를 고칠 때 하루씩은 시간을 잡아야 한다.

만약 버릇을 고치지 못해 의기소침해지면 개선하려는 노력을 그만두고 싶어질 것이다. 결국 자신의 과거 습관으로 돌아간다. 지금까지 자기가 한 노력을 생각하면 포기하고 과거로 돌아가는 것은 진짜 창피한 일이다. 어쩌면 지금 아프거나 또는 다른 이유로 이 책을 그만 읽고 싶을지도 모른다. 하지만 이 책을 읽고 있는 당신은 스스로 개선하려는 기회를 잡은 것이다. 자기 자신의 상태를 개선하려는 것을 기본 목표로 하자.

전문가들은 당신 문제를 찾고 어떻게 해결하는 것이 좋은지 알려주는 조력자일 뿐이다. 최종적으로 성과를 평가할 사람은 바로 자기 자신이다. 상황을 전체적으로 조감할 수 있는 것도 자기 자신뿐이다. 결국 치료과정에 대한 자기 신념이 최고 치료제인 셈이다. 당신은 할 수 있다! 나는 분명 확신한다.

05 스트레스 요인 분석

전문가들조차 턱관절 장애의 원인을 놓고 의견이 분분하지만 적어도 스트레스가 턱관절 장애의 기여요인(contributing factor)이라는 것에는 대부분 동의한다. 턱관절 이상을 호소하는 환자들은 종종 이를 악물거나 가는 버릇이 있고 이러한 행동으로 턱의 근육이 피로해져 결국 통증으로 이어진다. 이를 악물거나 갈아대는 습관의 원인이 스트레스인지 또는 만성적인 통증과 기능장애를 경험한 결과 스트레스가 생기는 것인지는 학계에서 의견 일치를 보지 못했다.

스트레스와 턱관절 장애는 서로 원인이 되어 상황을 악화하는 악순환의 고리에 놓여 있다. 스트레스가 실제 턱관절 장애를 일으키지는 않더라도 증상을 악화시킬 수 있다. 반대로 질병으로 인한 통증과 기능장애가 스트레스 수위를 높일 것은 자명하다. 물론 스트레스는 일상에서 결코 빠질 수 없는 부분이며 그 자체가 무조건 나쁜 것은 아니다. 문제는 스트레스에 대응하는 방식에 있다. 스트레스에 대처하는 방법을 이해하는 것이 치료과정에 도움을 줄 것이다.

태어난 지 1년도 안 된 아이를 혼자 돌보는 미혼모 산드라(Sandra, 18세)는 오른쪽 귀 안에서 아주 날카롭고 참기 어려운 통증이 지속되어 병원을 찾아왔다. 그녀는 이밖에도 두통과 어지러움, 등과 목의 통증과 귀가 울리는 증상도 있었다. 가끔은 잠자리에서 일어날 때부터 머리가 아프다고 했다.

그녀의 증상을 자세히 물어보니, 늘 피곤하고 턱 주변으로 쓰린 느낌이 있었으며 손가락 감각이 무뎌졌고 잠을 잘 못 자고 눈 뒤쪽으로 압박감이 있다고 답했다. 그녀는 최근 들어 스트레스가 너무 심하고 기분도 우울해져서 전보다 손톱을 자주 물어뜯고, 껌을 더 자주 씹으며, 입안에서 볼살을 씹는 버릇이 생겼다고 했다. 그리고 식욕이 떨어져 살도 빠졌다고 했다.

가족 모두 산드라를 걱정했다. 그녀의 다양한 증상을 치료하려고 지난 한 달 사이에 일곱 차례나 병원을 옮겨가며 진료를 받았다. 교정전문 치과의사에게 진찰받고 치열교정용 밴드를 제거했으며, 이비인후과 전문의 두 명에게 진찰받았다. 그녀를 진찰한 구강외과 의사에게서는 턱관절 이상이 의심된다는 이야기를 들었다. 과도한 스트레스를 지적한 정신과 의사의 진찰을 받고는 18일간 입원 치료를 받았다. 일반 치과 진료 후에는 턱관절 고정장치(스플린트)를 착용했다. 그녀를 치료한 물리치료사는 턱관절 장애를 고려해 환자를 나에게 보냈다. 각각의 전문가들은 자기 진료 영역 안에서만 환자를 파악했기 때문에 그녀의 전체 문제를 보지 못했다.

자기 문제를 최종적으로 진단받은 산드라는 겨우 안심하고 치료에 열성적으로 참여했다. 증상과 나쁜 버릇에 대해 이야기하면서 스트레스가 증상을 어떻게 악화하는지도 심도 있는 대화를 나눴다. 스트레스가 많은 상황에 대처하는 방법을 파악하는 것이 중요한 과정이었다. 얼마 지나지 않아 전체 문제를 파악하고 이해하게 되었다. 그녀는 자신에게 맞는 운동을 시작했고 스트레스 줄이는 방법을 배웠다. 6개월이 지나고서 증상이 사라졌으며 2년이 지난 지금도 재발하지 않았다.

이것은 비단 산드라에게 일어난 특별한 경우가 아니다. 어떤 환자의 증상도 단순하지 않다. 모두들 복잡하고 다양한 증상을 호소한다. 그렇기 때문에 이 병원 저 병원을 다녀도 진단이 나오지 않고 증상은 계속된다. 턱관절 이상 환자들이 모두 서로 다른 증상을 호소하기 때문에 전문가들조차 이런 환자들을 진단하기가 어렵다.

산드라의 경우 턱 주변 증상 외의 것들은 턱관절 장애가 아니더라도 수많은 질환으로 생길 수 있는 증상들이었다.

스트레스 유발 요인

스트레스는 자기 자신이 처해 있는 환경에서 좋건 싫건 반드시 거기에 맞춰야 하는 요인이라고 정의할 수 있다. 자신이 추구하는 것을 만족시키기 위한 능력이 바라는 바에 미치지 못할 때 스트레스를 느끼기 시작한다. 이러한 욕구를 '스트레스 유발 요인'이라고 한다. 스트레스 유발 요인은 사람마다 다르다. 어떤 이에게는 극심한 스트레스가 되지만, 누군가에게는 평안한 일상이거나 즐거운 일일 수도 있다.

또 다른 의미로는 스트레스는 일상에서 경험하는 자극이다. 스트레스 유발 요인 중에는 자신이 어쩔 수 없는 심각한 삶의 고비들도 있다. 배우자나 가까운 가족의 죽음, 결혼생활의 갈등, 실직, 사업 실패, 경제적 곤란, 자신에게 닥친 사고나 질병, 가족의 질병 등이 일부 사례다.

여러 연구자는 다음에 나열된 일생의 사건들이 개인 생활에 상당한 스트레스 유발 요인이라고 보고했다. 다음 목록은 스트레스의 정도 순이다.

❶ 배우자 사망

❷ 이혼

❸ 별거

❹ 교도소 수감

❺ 가까운 가족의 사망

❻ 크게 다치거나 중병을 앓음

❼ 결혼

❽ 직장에서 해고됨

❾ 이혼 후 재결합

❿ 정년퇴직

⓫ 가족 건강상태의 큰 변화

⓬ 임신

⓭ 성적 갈등

⓮ 새로운 가족 탄생(출산, 입양, 이사 등)

⓯ 사업 조정

⓰ 경제 상태의 큰 변화(경제 상태가 보통 사람보다 많이 나빠지거나 급격히 좋아지는 경우)

⓱ 가까운 친구의 사망

⑱ 업무 변화

⑲ 배우자의 불평 정도가 크게 변함(평소 육아나 습관 등의 문제로 이야기하던 불평이 크게 늘거나 갑자기 줄어들었을 때)

⑳ 거액의 빚이 생겼을 때(집을 사거나 사업을 시작하면서)

스트레스에 몸이 어떻게 반응할까

스트레스는 정신적 영향과 함께 실제 신체에도 영향을 미친다. 이른바 스트레스 반응 기전(stress-response mechanism) 또는 투쟁-회피 반응(fight-or-flight response)은 스트레스에 대한 신체 반응이 나타나는 것을 뜻한다. 이것을 이해했다면 스트레스에 대처하고 그로 인한 신체 손상을 피할 방법을 쉽게 찾을 수 있다.

사람 몸에는 여러 가지 위협적 상황에 반응하는 경보체계가 있다. 극한의 두려움을 경험했을 때 심장 박동이 빨라지고 혈압이 오르고 호흡이 빨라지는 것과 비슷한 반응이 나타난다. 이때 몸에서는 특정 화학물질과 호르몬이 분비된다. 몸은 공격과 위협(투쟁) 또는 도망(회피)을 준비하는 것이다.

만약 몸이 신체 반응을 조절하여 정상 기능으로 회복해서 스트레스 유발 요인을 극복하지 못하면 탈진 상태가 될 수 있다.

오래 지속된 스트레스가 건강에 미치는 영향

스트레스가 지속되면 여러 가지 부정적 효과가 있다는 새로운 증거가 속속 보고되고 있다. 그중 몇 가지 사례를 소개한다.

- 면역체계 약화: 스트레스 반응으로 체내에서 분비되는 코르티솔(부신피질호르몬)이 신체 면역체계를 억제할 수 있고 결과적으로 감염성 질환에 대한 감수성이 높아진다. 연구에 따르면 스트레스에 시달리는 사람들이 결핵균이나 A형 연쇄구균에 감염되기 쉬운 것으로 밝혀졌다. 또 스트레스는 바이러스 감염에 대한 저항력도 떨어뜨려 감기나 독감에 걸리기 쉬웠다.
- 심혈관 질환: 갑작스레 심한 스트레스를 받으면 심장박동수가 증가한다. 이때 협심증에 따른 가슴 통증이나 부정맥이 생길 가능성이 커진다. 병원에서는 혈압이 정상이던 사람도 갑작스러운 충격에 혈압이 치솟을 수 있기 때문에 급성 스트레스는 심장발작 위험을 높인다. 스트레스가 지속되면 혈액 내에 혈전이 생기기 쉬운 상태가 되어 스트레스에 대한 반응으로 심장발작이나 뇌졸중의 위험이 커진다.
- 천식: 천식 환자에게 스트레스는 자칫 천식 발작을 일으킬 수

있다.

- 소화기장애: 스트레스는 위궤양이나 과민성 대장증후군의 증상을 악화할 수 있다.

다음은 스트레스에 대한 발트젤의 연구결과를 정리한 것이다.

- 병원을 찾는 환자의 30~40%가 스트레스와 관련이 있다.
- 스트레스와 관련된 질병으로 해마다 엄청난 금액이 소요된다.
- 스트레스는 고혈압, 심장발작, 우울증, 약물 및 알코올 중독, 긴장형 두통, 관절염, 피부질환, 호흡기질환, 위궤양, 과민성 대장증후군, 월경전증후군 등을 유발한다.
- 스트레스에 의한 증상 또는 질병으로 약을 복용하는 환자가 엄청나게 많다.
- 미국의 경우 750명 이상의 직원이 있는 회사 중 60% 이상이 스트레스 관리 프로그램을 운용 중이다.
- 몸과 마음이 느긋한 사람이 건강하고 일도 더 잘한다.
- 매일 아주 짧은 시간이라도 스트레스를 줄이려는 노력을 기울이면 좋은 효과를 볼 수 있다.

스트레스 대응 전략

인간이라면 누구나 스트레스를 경험한다. 스트레스에 대한 반응은 본래 특정 상황을 극복할 수 있게 자신을 보호하는 방법이다. 그러한 기전이 없다면 살 수 없다. 따라서 스트레스를 완전히 없애고 산다는 것은 가능하지도 않거니와 바람직하지도 않다. 그 대신 스트레스를 다루는 방법을 알아야 한다. 일생 동안 겪는 스트레스의 양이나 그것을 극복하는 방법은 사람마다 다르다. 스트레스가 심한 상황에 처했을 때 신체 건강이나 정서의 안정성 그리고 자신을 지지해주는 주변 사람들이 자신이 처한 스트레스를 극복하는 데 중요한 역할을 한다.

스트레스를 자신이 감당할 수 있을 정도로 줄이기 위해 의식적으로 노력하는 방법이 있다. 몇몇은 입맛에 맞을 테고 일부는 그렇지 않을 것이다. 다음의 방법들을 모두 읽어보고 시도해보자. 스트레스 대응 전략은 다음과 같다.

❶ 우선순위를 정한다.

❷ 스트레스 유발 요인을 평가한다.

❸ 시간계획을 세운다.

❹ 몸의 변화에 귀 기울인다.

❺ 심호흡법을 익힌다.

❻ 잠을 충분히 잔다.

전략 1 우선순위 정하기

시간에 비해 할 일이 많은 게 보통이다. 이럴 때는 해야 할 일의 순서를 정하는 것이 시간과 업무 관리에 효율적이다. 다음 표를 참고하여 한 주간 하는 일을 기록하고 그 일의 우선순위를 '반드시 해야 하는 것', '중요한 것', '부가적인 것'으로 나누어 정리해보자.

반드시 해야 하는 것	중요한 것	부가적인 것
(예) 일찍 출근하기	(예) 집 청소하기	(예) 쇼핑하러 가기
(예) 식료품 구입	(예) 차 수리하기	(예) 친구들 만나기

시간계획을 세울 때는 위에 예시한 표와 같이 해야 할 일의 목록을 만들고 다음 원칙을 꼭 지킨다.

• 현실적인 시간계획을 세운다.

• 반드시 해야 할 일은 꼭 한다.

• 중요한 일은 반드시 해야 하는 일들을 하고 남은 시간에 한다.

• 부가적인 일들은 다른 일들이 모두 정리되고 시간이 나면 그 때 한다.

우선순위 정하기를 하다보니 몇 년 전 유명한 집필가 켄 올슨(Ken Olson) 박사에게 스트레스와 관련해 들은 강의가 생각난다. 올슨 박사는 강의를 듣고 있던 치과의사들에게 이렇게 물었다.

"누군가 여러분에게 '정말 반드시 해야 합니다'라고 이야기한 적 있습니까? 그리고 그런 이야기를 들을 때 비록 이미 자기가 할 수 있는 양 이상으로 일을 했지만 다하지 못한 일 때문에 죄책감이 들거나 불편한 적이 있었습니까?"

우리는 대부분 그렇다고 대답했다.

"그런 일이 벌어진다면 이렇게 말하십시오. '더는 반드시라고 나를 압박하지 마세요'라고."

올슨 박사 이야기를 듣고 모두들 크게 웃었다. 그의 조언은 나에게 매우 효과적이었다. 만약 큰 소리로 외칠 용기가 없다면, 자기 자신에게 이야기하라. 좀더 편안해지고, 자기 자신이 조절권을 가지고 있다는 만족감을 얻을 수 있다.

자기 자신 이외에 다른 무엇이 일의 우선순위를 마음대로 하게 놔두면 안 된다. 또 자기 자신도 너무 들볶아서는 안 된다. 때로는 자기 자신에게 제일 모질게 구는 게 자기인 경우가 있다.

전략 2 스트레스 유발 요인 평가하기

스트레스를 유발하는 요인의 목록을 만든다. 당신을 귀찮게 하거나 긴장하게 만드는 모든 것을 기록한다. 예를 들면 옆집 사람, 직장 상사, 애인, 배우자, 예정된 수술 등 아주 사소한 것들도 마음에 떠오르는 대로 모두 적어본다.

나에게 스트레스를 주는 것들

표에 나열한 것들을 다시 '내가 바꿀 수 있는 것'과 '내가 바꿀 수 없는 것'으로 나눠 정리한다.

내가 바꿀 수 있는 것	내가 바꿀 수 없는 것
(예) 실직	(예) 배우자의 사망
(예) 결혼생활의 갈등	(예) 질병

자기가 바꿀 수 없는 것임을 깨달았다면 그런 일이나 경험을 돌이킬 수 없다는 사실을 받아들이고 자기 자신을 새로운 방향으로 나아갈 수 있게 할 것이다. 자기가 어쩔 수 없는 일에 너무 많은 시간을 낭비하지 말자. 그 시간에 자기가 바꿀 수 있는 것에 집중하는 것이 더 좋다.

전략 3 시간계획 세우기

어떤 사람들은 하루에 여러 가지 일을 해결하면서도 힘들어하지 않는다. 그들은 열정이 넘치며 힘들고 짜증나는 일들도 쉽게 해치우는 것처럼 보인다. 반면에 똑같은 일이 어떤 이들에게는 스트레스를 많이 준다. 어떤 사람이든 자기 시간을 계획성 있게 꾸려나가려고 노력하면 그러한 업무의 부담을 줄일 수 있다. 다음 권고를 참고하기 바란다.

- 가능하다면 정신적·육체적 에너지가 충분할 때 꼭 해야 하는 일을 처리한다.
- 자신의 속도를 유지하고 긴급한 일을 처리할 여유시간을 고려한다.
- 해야 할 일은 반드시 목록을 만들어 빠뜨리는 것이 없게 한다.
- 매일 업무 목록을 만든다면 두 칸으로 나누어 한쪽에는 반드시 해야 하는 일을, 다른 한쪽에는 그보다는 덜 중요하지만 했으면 하는 일을 적어놓고 시간을 유연하게 활용한다.
- 하루 중 낭비하는 시간이 없는지 파악한다. 하루 일과를 성찰해보고 비생산적이면서 에너지를 소모하는 일들을 점검해 없애려고 노력한다.

전략 4 몸의 변화에 귀 기울이기

자기 몸의 변화에 귀 기울이면 몸을 혹사하는지 신호를 보내올 때가 있다. 긴장감을 심하게 느낀다면 몸 상태에 주의를 기울이자. 목이 아프지 않은가? 턱 근육이 잔뜩 긴장하지 않았는가? 몸의 어디엔가 긴장이 느껴진다면 그 부위의 긴장을 풀어줄 방법을 찾아본다.

매튜 맥케이(Matthew McKay)와 패트릭 패닝(Patrick Fanning)이 쓴《매일 몸 풀기(The Daily Relaxer)》같은 책이 여러 가지 실천적인 방법을 알려줄 것이다.

압박감이나 스트레스를 느낀다면 잠시 시간을 내서 자기가 좋아하는 일을 해보자. 자기가 정말 좋아하는 것이라야 한다. 단순히 걷거나 해 지는 풍경 바라보기와 책 읽기도 좋고, 친구와 점심을 먹는 것도 좋다. 그러나 뭔가 일상적이지 않은 특별한 것이라야 한다. 그런 활동을 하면 새로운 힘이 보충될 것이다.

전략 5 심호흡법 익히기

평소보다 깊이 호흡하는 심호흡법 또는 이완호흡법을 익히면 스트레스 해소에 도움이 된다.

고속도로에서 빠르게 달리는데 갑자기 차 앞에 장애물이 나타나 급히 브레이크를 밟아본 경험이 있다면 급격한 스트레스에 몸이 어떻게 반응하는지 잘 알 것이다. 스트레스에 반응하여 심장박동수가 증가하고 혈압이 올라가며 호흡은 얕고 빨라진다.

그러므로 스트레스를 극복하려면 깊은 호흡이 필요하다. 이 방법을 익히면 어디에서 어떤 스트레스를 경험하더라도 자신의 조절 의지로 스트레스를 해소할 수 있다.

스타라닐(Starlanyl)과 코프랜드(Copeland)는 1996년 심호흡이 몸의 노폐물 제거에 도움이 될 뿐만 아니라 내장기관을 마사지하는 효과가 있으며, 정신을 맑게 하고, 집중력을 향상한다고 발표했다. 또 정신을 집중하고 의식적으로 천천히 그리고 깊게 호흡하면 전신을 이완할 수 있고 두려움이나 걱정, 스트레스로부터 자유로워질 수 있다고 발표했다.

일부 독자들은 "난 이미 숨 쉬는 방법을 잘 알고 있다. 그 방법으로 지금까지 살아왔다"라고 할 것이다. 하지만 심호흡은 따로 배워야만 할 수 있는 특별한 기술이다. 보통 사람들이 자연스럽게 할 수 있는 방법과는 다르다.

처음으로 심호흡을 배울 때는 누워서 하는 것이 쉽다. 다음 순서대로 연습한다.

❶ 다리를 쭉 뻗고 누운 상태에서 팔은 양쪽에 편하게 내려둔다.
❷ 한쪽 팔은 가슴에, 다른 쪽 팔은 배 위에 올려놓는다.
❸ 코로 천천히 숨을 들이마신다. 배가 부풀어오르는 것을 배 위에 올려놓은 손이 올라가는 것으로 느낄 수 있어야 한다. 가슴에 올려놓은 손은 많이 움직이지 않는다.

❹ 숨을 내쉴 때는 천천히 처음에는 코로, 나중에는 입으로 모든 숨을 내쉰다.

익숙해질 때까지는 어려울 것이다. 계속 노력하는 수밖에 없다. 심호흡할 때 배 위에 올려놓은 손이 숨을 들이마실 때 올라가고 숨을 내쉴 때 내려가야 한다는 것에 집중하라.

전략 6 잠을 충분히 자기

육체적·정서적 에너지를 보충하기 위해 잠을 자야 한다. 적당한 수면시간은 사람마다 다르지만, 대체로 하루 24시간 중 8시간 정도가 필요하다. 그보다 적은 시간으로도 충분한 사람이 있는가 하면 더 많은 시간을 자야 하는 사람도 있다. 자신에게 필요한 만큼 잠을 자지 않았을 경우 이른바 '수면 박탈(sleep deprivation)' 상태가 된다. 부족한 만큼 수면이 채워지지 않으면 수면 박탈을 경험하게 될 것이다.

오늘날 정신없는 생활과 스트레스 가득한 업무 환경에서 살고 있는 수많은 사람이 수면 박탈로 고생하고 있다. 그 결과 기억력이 나빠지고 몸의 반응이 느려지고 문제 해결능력도 떨어진다. 또 학습능력도 영향을 받는다. 수면 박탈인지 아닌지는 어떻게 알 수 있을까? 잠자리에 들어 5분 안에 잠들고 텔레비전이나 책을 보다가 졸거나 주말에 잠을 몰아서 잔다면 수면이 부족한 상태다.

불면증은 현대사회에 흔한 또 다른 수면 관련 문제다. 대부분 사람들이 어떤 형태로든 불면증을 경험해봤을 것이다. 잠들기가 어렵거나 잠자는 도중에 깨고 다시 잠들지 못하는 증상이 며칠간 지속되는 특징이 있다. 대개는 스트레스가 줄어들면 정상적인 수면 유형을 회복한다. 앞에서 소개한 스트레스 해소방법을 활용하면 수면 습관을 개선하는 데 도움이 될 것이다.

퀘벡 라발대학교 수변장애연구소 찰스 모린(Charles M. Morin) 박사는 불면증을 극복하기 위해 다음 방법을 권장한다.

- 오후 늦게 또는 저녁에는 커피나 음료수, 초콜릿 등 카페인이 들어 있는 식품을 피한다. 음식을 먹기 전에 라벨을 보고 카페인이 들어 있는지 확인한다.
- 저녁에는 술을 마시지 않는다. 술은 오히려 잠을 방해한다.
- 규칙적으로 운동한다. 적어도 일주일에 세 번은 한다. 다만 잠자기 3시간 전에는 운동하면 안 된다.
- 잠이 올 때 잠자리에 든다. 잠이 잘 안 온다면 20분간 누워 있다가 일어나 전신을 이완할 방법을 찾는다. 그리고 다시 잠자리에 든다.

- 밤에 잠들기 어렵다면 평상시보다 더 늦게 잠자리에 든다. 몇 주 지나고 점점 수면시간을 늘려 본다.
- 잠에 대한 생각을 바꾼다. 바로 잠들지 못하면 예민해지는가? 건강에 문제가 될까 걱정인가? 그렇다면 두려움과 생각을 확인해보는 것이 그런 것에 대한 집착에서 벗어나는 데 도움이 될 것이다.

다음은 트라벨과 사이먼 그리고 맥킨지가 건강한 수면에 대해 남긴 조언이다.

- 너무 딱딱하거나 탄성이 너무 좋은 베개는 자는 사이에 목을 한 자세로 고정하기 때문에 사용하지 않는 것이 좋다. 여행을 간다면 평소 편안하게 사용하던 베개를 가지고 가라. 동물의 털에 알레르기가 없는 사람이라면 부드러운 솜털을 채운 베개가 좋다.
- 바로 누워서 잘 때 무릎 아래에 얇은 베개를 끼워 넣자.
- 옆으로 누워서 잔다면 허리와 무릎을 굽힌 자세로 잔다. 두 무릎 사이에 베개를 하나 끼워 놓는다. 바닥에 닿지 않은 팔을 올려둘 베개를 따로 사용하면 숨 쉬기도 편하고 자세도 편해진다.

- 배를 바닥에 대고 엎드려 자는 자세는 피한다. 꼭 그런 자세로 자야 한다면 머리와 가슴 그리고 배에 적당한 쿠션을 깔고 잔다.
- 자세를 바꾸기 편리한, 자기에게 알맞은 베개를 사용한다. 어떤 것이 좋은지 잘 찾아보자.
- 매트는 너무 단단해도 안 되고 너무 푹신해도 나쁘다.
- 커다란 수건을 돌돌 말아서 양쪽 끝에 고무줄을 감은 다음 잠자리에 누울 때 허리춤에 놓는다. 이것이 요추 형태를 지탱해주는 지지대 역할을 한다.
- 잠자리에 들어서 먼저 깊게 숨을 쉬고 전신의 긴장을 풀어준다. 편안하게 잠들 수 있을 것이다.

그러면 낮잠을 자는 것은 어떨까? 대부분 사람들이 잠깐 자고 일어나면 몸이 개운해지는 것을 경험했을 것이다. 하지만 보통의 근무여건상 낮에 이런 호사를 누리기가 쉽지 않다.

밤에 잠을 잘 잤다면, 잠깐의 낮잠은 원기를 회복해주고 기운을 북돋워줄 수 있다. 수면 부족으로 고통받는 사람에게는 졸린 오후의 짧은 낮잠이 부족한 수면을 채워줄 수 있다. 낮잠은 정신을 맑게 하고 몸을 활기차게 하며 정서적으로도 행복하게 한다. 짧은 낮잠이 활력과 피로, 성공과 실패의 차이가 될 수 있다. 그러나 밤에 잠을 잘 못 잔다면 그 문제를 해결하기 전에는 낮잠은 피하는 게 좋다.

턱관절 장애에 대해 얼마나 많이 알게 되었는지 생각해보라! 이제 턱 주변에서 느끼는 통증과 전신 상태에 어떤 중요한 것이 연관되어 있는지 이해했으리라 믿는다. 이미 많은 것을 알게 되었지만 아직 익숙하지는 않을 것이다. 6장에서는 식사와 운동이 전신 건강과 턱관절 장애와 어떻게 관련되어 있는지 살펴보겠다.

06 식사와 운동 습관의 분석과 개선

기본적인 영양 섭취와 운동 습관에 관심을 기울여야 건강 회복 프로그램이 성공할 수 있다. 턱관절 이상을 호소하는 환자들 대부분이 공통적으로 영양 공급이 불량하거나 적절한 운동을 하지 않는 것으로 조사되었다. 나는 몇 해 전부터 나쁜 식습관은 차에 질이 나쁜 연료를 넣으면 주행 능력이 크게 떨어지는 것과 마찬가지이므로 먹는 것에 신경 써야 한다고 환자들에게 강조한다. 실제로 먹는 것에 따라 질병에 대한 저항력과 기분까지 영향을 받는다.

내가 진료를 시작하고 얼마 되지 않았을 때 입안의 건강상태와 비타민 C 결핍 사이에 관계가 있다는 사실을 깨달았다. 그때까지는 비타민과 각종 미네랄 성분이 건강에 미치는 영향에 대해 제대로 알려진 것이 없었다. 아델 데이비스(Adele Davis), 트라벨

(Travell), 그밖의 전문가들 연구에 따르면 건강 유지에 비타민과 미네랄 섭취가 중요하다고 한다.

식이요법과 운동은 서로 맞물려 있기 때문에 둘을 동시에 조절해야 한다. 최근에는 운동이나 식이요법에 대해 너무나 많은 정보가 범람하면서 오히려 혼동하기 쉽다. 가장 중요한 것은 현재 식습관을 평가하는 것이다. 현재 식습관에서 빠져 있는 영양소가 무엇인지 파악하고 먹는 것을 바꿀지, 영양 보충용 약품을 사용할지 결정해야 한다. 이와 더불어 운동을 시작하거나, 이미 하고 있다면 필요한 운동을 추가로 보충해주어야 한다. 운동에 대해서도 이 장에서 다룬다.

컴퓨터 전문가 빈스(Vince, 25세)는 심한 두통으로 치과 진료를 받다가 턱관절 장애가 의심되어 내 진료실을 찾아왔다. 그는 쉽게 피로했고 손발이 차고 어지러웠으며 잠을 잘 못 자고 근육 경련과 손 떨림, 다리 경련, 귀울림, 부비동염증, 청각장애, 턱관절 잡음, 개구장애, 턱관절 통증, 눈 주변과 뒤편의 압박감을 호소했다. 그는 통증이 심해서 이를 모두 빼야 한다는 말을 듣기도 했다.

진료실에서 확인해보니 빈스는 정상적인 식사시간에 식사한 적이 없고 하루 종일 과자를 먹으며 심지어 잠자기 직전까지 먹는다고 했다. 그는 커피, 음료수, 흰빵, 정제설탕, 보존처리된 채소, 패스트리, 냉동식품을 주로 먹었으며 과일이나 생채소는 먹지 않았다. 그래도 지난 4년간 매일 종합비타민을 한 알씩 먹었다고 했다.

그는 출근할 때 계단을 오르는 것 외에는 운동을 하지 않으며 그 외 시간에는 몸을 잘 움직이지 않는다고 했다. 빈스는 껌 씹는 버릇과 이따금 이를 악무는 습관이 있으며 담배를 피우고 체중도 과도한 상태였다.

빈스는 턱관절 통증 때문에 고정장치(스플린트)를 수개월간 착용해야 했으며 그동안 전반적인 건강상태를 회복하고 턱관절 장애를 완화하기 위해 식이요법과 운동 프로그램에 집중했다. 물리치료도 시작했다. 빈스는 물리치료를 시작한 지 일주일 만에 나에게 전화해서 "물리치료사에게 보브 박사와 당신이 일주일도 안 되는 시간에 나에게 얼마나 큰 변화를 일으켰는지 모를 거라고 했어요"라며 치료경과에 놀라움을 금치 못했다.

빈스는 건강 프로그램에 따른 운동과 식이요법을 시작한 뒤 생활습관이 크게 변했다. 현재 그는 아무런 증상 없이 잘 지내고 있다.

식습관 분석하기

[그림 6-1]의 좋은 식습관 가이드를 잘 살펴보고 자기 자신에게 다음과 같이 물어보자.

❶ 매일 5가지 식품군을 골고루 먹는가?

❷ 매일 군별로 서로 다른 음식을 먹는가?

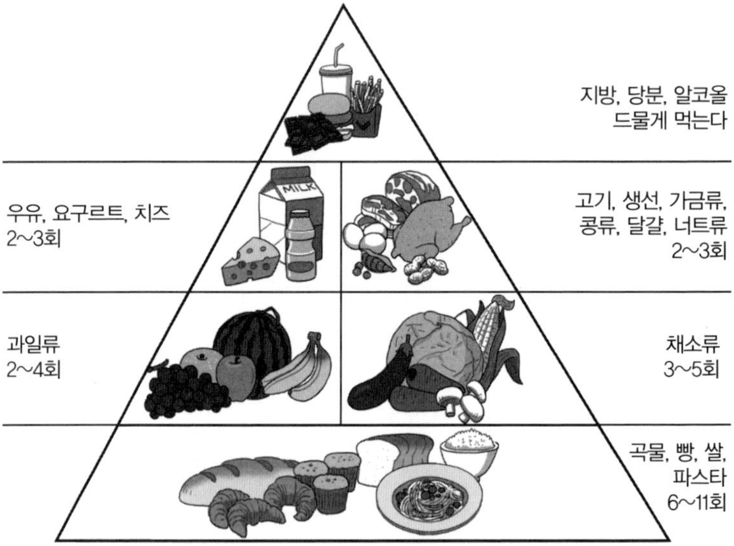

[그림 6-1] 좋은 식습관 가이드(미국 농무부 자료)

다음 표에서 매일 먹는 음식 옆에 표시하고 하루에 먹어야 하는 양과 실제 먹는 양을 확인해본다.

우유와 관련 식품(하루 2~3회)

_____ 우유	_____ 치즈
_____ 코티지치즈	_____ 아이스크림

____ 요구르트아이스크림 ____ 아이스밀크

____ 요구르트

육류와 관련 식품(하루 2~3회)

____ 기름을 뺀 육류 ____ 생선

____ 기름을 뺀 가금류 ____ 달걀(1)

____ 마른 녹색콩 ____ 땅콩버터(2테이블스푼)

____ 마른 대두

채소류(하루 3~5회)

____ 주스 ____ 생채소

____ 채소요리 ____ 감자

과일류(하루 2~4회)

____ 주스 ____ 생과일, 캔과일, 조리된 과일

____ 사과, 바나나, 오렌지, 배, 멜론, 자몽

곡물류(하루 6~11회)

____ 빵 ____ 시리얼

____ 머핀 ____ 쌀

_____ 파스타　　　　　　　　　_____ 토르티야

이와 같은 좋은 식습관 가이드를 공부하고 나면 모든 식품군을 다 확인할 수 있다. 이번에는 다음 표의 빈칸을 이용해 하루 동안 먹는 것 중 자신에게 부족한 음식과 이미 충분한 것 그리고 너무 많이 먹는 것들을 정리해보자.

부족한 것	과잉인 것	적당한 것
(예) 녹색 채소	(예) 단 음식	(예) 가금류
(예) 우유	(예) 지방	(예) 생선

비타민과 미네랄

다음 표에는 몸에 꼭 필요한 비타민과 미네랄 그리고 그것이 포함되어 있는 음식을 정리해두었다. 이 표를 보고 자신에게 부족한 음식을 찾아보자. 여기에 나온 비타민과 미네랄은 건강을 위해 매일 필요하다는 것을 명심하라.

표를 보고 매일매일 자신이 먹는 음식을 적어본다. 반복해서 같은 것을 먹고 있다고 걱정할 필요는 없다. 이렇게 하면서 자신에게 필요한 음식을 좀더 확실히 알아낼 수 있기 때문이다.

비타민의 효능과 함유식품 표

비타민		식품	규칙적으로 먹는 음식
비타민 A	시력 유지와 점막 건강을 위해 필요하며, 피부와 면역력 증진에도 꼭 필요한 성분이다. 항산화제이며, 베타카로틴이라는 성분이 몸 안에서 비타민 A로 전환된다.	간, 생간, 달걀, 치즈, 버터, 당근 · 호박 · 브로콜리 · 시금치 등 녹황색 채소, 오렌지, 자두, 자몽	
비타민 B_1	기억력과 감정 조절, 신경조직의 성장과 기능에 필요한 성분이다.	돼지고기, 소고기, 동물의 내장, 도정하지 않은 곡류, 시리얼, 말린 콩	
비타민 B_2	리보플라빈(riboflavin)이라고 하며, 세포 성장에 필요하다.	간, 우유, 유제품, 짙은 녹색 채소, 굴, 달걀, 버섯, 아보카도, 파스타, 곡물	
비타민 B_3	니아신(niacin)이라고 하며, 체내에서 에너지 합성에 필수적인 성분이다. 적혈구 생성에도 필요하며, 신체 대사 기능에 관여한다.	동물의 내장, 땅콩, 가금류, 육고기, 콩류, 곡류, 우유, 달걀	

비타민		식품	규칙적으로 먹는 음식
비타민 B_6	세포분열 및 적혈구 생성과 면역기능에 중요한 성분이다.	바나나, 대두, 가금류, 고기, 말린 콩, 너트류, 아보카도, 연어, 곡물, 시리얼, 맥아, 달걀노른자, 브로콜리, 시금치, 참치	
비타민 B_{12}	정상 발육과 적혈구 생성에 필요한 성분이다. 신경계 유지에도 필수적이다.	고기 · 가금류 · 간 등 동물성 식품, 게 · 굴 · 연어 등 해산물, 달걀노른자, 우유, 치즈, 훈제한 간 소시지 **※ 동물성 식품을 전혀 먹지 않는 채식주의자라면 반드시 보충용 식품을 따로 섭취해야 한다.**	
엽산	유전자 구성분인 DNA와 RNA 유지에 필수적이며, 세포 성장과 적혈구 생성에도 필수적이다.	짙은 녹색 채소, 닭의 간, 강낭콩, 아스파라거스, 양배추, 효모, 콜리플라워, 멜론, 맥아, 곡물, 시리얼과 빵	
비타민 C	치아와 뼈, 잇몸 형성에 필수적이다. 면역기능에도 중요하며, 상처 회복에도 필요한 항산화물질이다.	신맛이 나는 과일이나 주스, 토마토, 후추, 감자, 녹색 채소, 양배추, 멜론, 딸기	
비타민 D	뼈와 치아 형성에 필요하며, 칼슘과 인 성분의 흡수에 필요하다.	성분강화우유, 간유, 달걀노른자, 연어나 정어리 등 기름진 생선	
비타민 E	항산화제이며, 적혈구 파괴를 예방한다.	채소유, 채소 씨앗, 맥아, 마가린, 녹색 채소, 곡물 시리얼, 버터, 유지방, 너트류와 씨앗	

비타민		식품	규칙적으로 먹는 음식
비타민K	혈액 응고를 돕는다.	유제품	
판토텐산	에너지 대사에 기여한다.	간, 동물의 내장, 생선, 달걀, 치즈, 곡물, 빵, 시리얼, 아보카도, 콜리플라워, 녹색콩, 말린 콩, 너트류, 고구마	
비오틴	탄수화물과 단백질, 지방의 대사에 기여한다.	간, 동물의 내장, 달걀노른자, 우유, 효모, 곡물, 콜리플라워, 너트류, 콩류	

미네랄의 효능과 함유식품 표

미네랄		식품	규칙적으로 먹는 음식
칼슘	뼈와 치아 형성에 필요하며, 신경전달물질로 필요한 성분이다. 평활근의 긴장과 이완, 혈액응고에 필요하다.	우유 · 치즈 · 요구르트 등 유제품, 두부, 녹색 채소, 뼈째 먹는 생선(정어리와 연어), 너트류, 콩류	
구리	철과 함께 적혈구 형성에 필요하다.	조개, 곡물, 너트, 달걀, 녹색 채소	
철분	혈액 생성과 체내의 산소 공급에 필수적이다.	간, 동물 내장, 소고기, 말린 과일, 콩류, 짙푸른 채소, 자두주스, 곡물, 빵	

미네랄		식품	규칙적으로 먹는 음식
마그네슘	근육 이완과 신경신호 전달에 필수적인 성분으로 심장 기능에도 필요하다. 치아의 상아질에 칼슘을 부착하는 역할을 해서 치아 우식증을 예방한다.	너트류, 곡물 시리얼, 빵, 대두, 짙은 녹색 채소, 간과 소고기	
인	성장에 필수 성분이며 세포의 회복과 유지에도 필요하다. 뼈와 치아에 칼슘 침착을 도와 튼튼하게 한다.	고기, 탄산음료, 생선, 가금류, 달걀, 시리얼, 콩류, 가공식품	
칼륨	세포 내 구성성분 중 핵심 성분이며 체내의 수분 균형을 유지하는 데 필수적이다. 근육기능과 신경전달에 필수물질이다.	감자, 바나나, 오렌지주스, 자두, 멜론, 브로콜리, 고기, 우유, 땅콩버터, 아보카도, 양배추, 시금치, 버섯, 토마토	
셀레늄	항산화제로 세포막을 보호하고 비타민 E의 기능을 증진한다.	간, 육류, 게와 굴 등 해산물, 곡류, 해바라기 씨, 마늘, 브로콜리	
아연	DNA와 RNA 합성에 필수적이며 피부 성장과 상처 회복에 필요하다.	굴, 청어, 게, 육류, 닭고기, 우유, 달걀노른자, 맥아, 콩류	

다음 표를 활용하여 자신에게 부족한 비타민과 미네랄을 확인하자.

필수 비타민과 미네랄 섭취 점검 표

필수 비타민과 미네랄	매일 충분한 양을 먹는다	매일 조금이라도 먹는다	거의 먹지 않는다
비타민 A			
비타민 B_1			
비타민 B_2			
비타민 B_3			
비타민 B_6			
비타민 B_{12}			
비타민 C			
비타민 D			
비타민 E			
비타민 K			
엽산			
판토텐산			
비오틴			
칼슘			
인			
칼륨			
마그네슘			
철분			
아연			
구리			
셀레늄			

식습관 개선 방법

지금까지 자신의 식습관을 솔직히 평가해보았다. 이제 어떻게 하면 식습관을 개선할 수 있는지 이야기해보자. 무작정 건강보조식품을 사러 갈 것이 아니라 다음 사항을 먼저 따져보자.

- 비타민, 미네랄 등 영양소는 매일 적당량 섭취해야 한다.
- 음식에서 대부분을 섭취하는 것이 이상적이다. 가능한 한 있는 그대로 먹는 것이 좋다. 냉동 보존된 것보다는 신선한 상태의 음식이 더 좋다. 통조림으로 가공된 것보다는 냉동식품이 좋다. 가공과 정제과정을 거친 것보다는 아무런 처리가 되지 않은 음식을 먹는 것이 좋다.
- 각자에게 필요한 영양소는 모두 다르다. 따라서 앞의 가이드는 자기 식습관을 평가하고 부족한 것을 알아내는 데 활용하자. 식이에 대해 특별한 고려가 필요한 질병을 앓는 경우도 있으니 주의하라. 나이와 건강상태에 따라 특별한 보충식이 필요할 수 있다.
- 누구나 비타민 E 보충이 필요하다. 일반적인 식사로는 섭취하기가 어렵기 때문이다. 매일 비타민 E를 400IU 섭취하는 것을 권장한다.

특별한 이유로 건강보조식품이 필요한 사람들이 있다. 다음의 경우에 해당하는지 확인해보자.

- 65세 이상 고령자는 영양분 흡수 능력이 떨어지고 제대로 먹지 않는 분들도 많다. 가능한 한 자주 비타민 B_6, 비타민 B_{12}와 비타민 D를 섭취한다.
- 폐경기 이후 여성에게는 칼슘과 비타민 D가 추가로 필요하다. 면역능력을 증진하기 위해 종합비타민을 먹는 사람들이 많다. 비타민 E는 심혈관 질환 예방에 효과가 있음이 확인되었다.
- 체중을 조절하려고 하루 1,000칼로리 내외로 열량을 조절하는 사람이라면 반드시 비타민과 미네랄을 보충해야 한다.
- 흡연은 체내의 비타민 C를 감소시키고 몸에 해로운 프리라디칼 등의 물질을 만들어내 세포 대사 기능을 떨어뜨리므로 흡연가는 적당량의 비타민 C와 항산화제가 들어 있는 비타민제를 먹어야 한다.
- 술을 즐겨 마시는 사람은 영양소 결핍이 있을 가능성이 높다. 알코올이 비타민의 흡수, 대사, 배설에 좋지 않은 영향을 미치기 때문이다.
- 임신했거나 수유 중인 여성은 엽산, 철분, 칼슘 등의 영양소를

추가로 섭취해야 한다.

- 엄격한 채식주의자로 동물성 식품을 전혀 먹지 않는다면 비타민 B_{12}는 따로 섭취해야 한다.
- 우유를 적게 먹고 햇볕을 쬐는 시간이 부족한 사람은 칼슘과 비타민 D를 따로 섭취해야 한다.

자신에게 필요한 정보를 모두 알았다면 이제 어떻게 할 것인가? 자기 자신에게 필요한 영양소를 파악하기 위해 여기 소개한 내용도 도움이 되었겠지만 부족하다면 전문가에게 자문하는 것이 좋다. 당장 자문할 전문가가 없다면 가까이에 있는 약국에 가서 약사와 상담하거나 보건소의 간호사와 상담하자. 건강과 식생활에 대한 다양한 자료를 제공해줄 것이다.

식생활에 대해 좋은 책들도 많이 나와 있으니 참고하기 바란다. 내가 특별히 추천하는 책은 진 카퍼(Jean Carper)가 쓴《노화는 이제 그만(Stop Aging Now!)》이다. 저자는 이 책을 18세 이상의 독자를 겨냥해서 썼다고 한다. 나는 비록 18세보다 훨씬 나이가 많지만 이 책이 나에게 꼭 필요하다는 것을 알았다. 당신이 무엇을 하건 식생활을 개선하고 바꿀 방법을 찾기 바란다.

운동 프로그램 실천

2장에서 턱관절 기능을 향상하는 운동을 소개했다. 턱관절 장애에 전신의 건강도 관련이 있기 때문에 종합 건강 프로그램에는 전신 근육을 쓰는 운동도 포함되어야 한다. 전반적인 건강도 좋아지겠지만 일부 운동은 통증유발점 재발을 방지하는 데 도움이 될 것이다.

각각의 운동을 알아보기 전에 일반적인 주의사항을 먼저 소개한다.

- 모든 근육은 매일 최대 길이까지 부드럽게 천천히, 매끄러운 동작으로 이완해야 한다. 목에서 시작해서 발까지 근육을 스트레칭하자.
- 근육은 수축과 이완 그리고 적당한 탄성을 유지하게 되어 있다. 오랜 시간 움직이지 않고 있게 되어 있지 않다. 그러나 많은 사람이 오랜 시간 컴퓨터 앞이나 책상 앞에 앉아서 시간을 보낸다. 이런 상황에 있는 사람들에게 다음 세 가지 방법을 권장한다.

  첫째, 20분마다 일어나서 주변을 걸어 다닌다.

  둘째, 바른 자세로 걷고 근육의 스트레칭과 이완을 정확히 한다.

셋째, 앉아 있을 때에도 자세를 바르게 한다.

- 자세가 좋으면 근육이 혹사당하지 않는다. 예를 들어 서 있을 때 어깨를 축 늘어뜨리고 얼굴을 앞으로 내밀면 모든 체중이 목 근육에 몰린다. 그러면 목 주변 근육이 긴장하고 체중을 감당하기 위해 수축한다.
- 부드럽게, 천천히 근육을 스트레칭하는 것이 통증이 있는 부위에는 가장 좋다. 직접 능동적인 운동을 할 수 있을 것 같다고 해도 통증이 있다면 하지 않는 게 좋다.
- 근막통증을 해소하려면 부드럽게 스트레칭하는 것이 중요하다. 부드럽게 스트레칭하는 것을 다 하고 나서 점차 운동 강도를 높인다. 종합 건강 프로그램의 일부로 시행하는 스트레칭에서 통증이 다 사라지고 편안해지기 전까지는 운동 동작을 섞지 않는다.

최근에 다양하게 소개되는 스트레칭 요법들은 고대의 요가에서 기원한 것들이 많다. 자격을 갖춘 전문 강사의 지도 아래 요가를 수련하는 것을 추천한다. 제임스 발트젤 박사가 스트레칭과 근육, 관절에 대해 언급한 것들을 먼저 읽어보기를 권한다. 스트레칭에 대해 몇 가지 원칙을 제시한 그는 유연성이 필요한 것에 대해서도 설명했다.

어떤 운동요법을 채택하더라도 다음 원칙은 기억해두면 좋을 것이다.

운동할 때 알아두어야 할 원칙들

요가는 운동이지 종교가 아니다. 요가는 수천 년 전 아시아에서 개발된 수련법이다. 몸을 여러 자세로 만들면서 관절을 움직이고 몸을 유연하게 만든다. 이런 과정을 '요가를 한다'고 말한다. 요가에서 활용하는 자세는 평상시에는 취하지 않는 자세라서 처음에는 낯설다. 사실 그 자세 자체는 의미가 없고 단지 그 자세를 하며 근육과 관절을 스트레칭하는 것에 의미가 있다.

요가의 수련과정에서는 전신 근육을 천천히 그리고 꾸준히 강화한다. 특정 근육의 강화와 상대적으로 다른 근육의 약화를 초래하는 운동을 금기시한다. 전신의 균형 잡힌 근육 강화를 목표로 한다. 근육이 강해지면 뼈도 강해진다. 이렇게 뼈가 강해지면 골다공증 진행 과정을 늦출 수 있다.

"고통이 있어야 발전이 있다"는 격언은 요가에는 어울리지 않는다. 요가는 유연성을 배가하려는 것이지 통증을 주려는 것이 아니기 때문이다. 스트레칭은 부드럽게 시작해야 하는데 보통 스트레칭을 얼마나 하는 것이 좋은지 잘 모르기 때문이다. 운동은 자기 몸에 맞춰야 하기 때문에 가장 적당한 스트레칭 방법은 각자 익혀야 한다. 관절 주변의 근육을 과도하게 늘리면 통증이 생길 수 있다.

스트레칭 방법은 두 가지로 나뉜다. 하나는 급격한 스트레칭 방법이고, 다른 하나는 수동적인 스트레칭 방법이다. 요가에서는 수동적인 방법을 사용한다. 근육섬유와 인대가 경련을 일으키지 않게 스트레칭하는 방법이다. 스트레칭하려는 근육에 따라서 30초에서 5분가량 소요된다. 따라서 인내를 요하기도 한다. 그러나 이렇게 유지하는 동안 몸을 이완하는 방법을 익힐 수 있고 집중력도 높아진다.

다음 원칙은 근육 수축과 이완에 대해 꼭 지켜야 할 것들이다.

❶ 근육을 무리하게 사용하지 않는다. 무리한 근수축은 통증과 경련을 일으킬 뿐이다.

❷ 몸의 균형을 바로잡는 것이 가장 중요하다.

❸ 몸이 움직일 때 근육은 긴장하여 길이가 짧아진다. 스트레칭은 그런 근육의 길이를 늘려 원상복귀시키는 방법이다. 스트레칭을 하지 않으면 근육은 자꾸 짧아지고 단단해진다. 또 통증이 생긴다. 심한 경우 등이 굽어버리고 키도 작아질 수

있다.

❹ 근육이 피로해지면 산소가 부족해진다. 스트레칭은 근육을 이완하고 혈액 공급을 늘려 근육에 산소를 충분히 공급해준다.

❺ 근육이 단단하게 긴장해 있으면 관절 움직임을 방해한다. 스트레칭은 관절의 운동범위를 넓혀준다. 관절을 사용하지 않으면 퇴행성 변화가 진행된다. 몸을 움직이면 각 관절의 윤활유 역할을 하는 활액의 흐름도 좋아진다.

❻ 한쪽 근육이 단단하게 긴장해 있다면 그 반대편 근육은 약해져 있음을 의미한다. 요가는 양쪽의 균형을 맞춰줄 것이다. 운동 중에는 근육 발달의 균형을 저해하는 것들이 많다는 데 주의한다.

❼ 긴장한 근육은 몸의 균형을 깨뜨린다. 균형이 깨지면 무릎이나 허리의 관절이 손상될 수도 있다.

❽ 관절 주변 인대를 스트레칭하면 정상적인, 균형 잡힌 모양으로 되돌아가는 데 큰 도움이 된다.

무엇보다도 고려해야 할 점은 즐겁게 운동을 시작할 수 있어야 한다는 것과 편리한 시간과 장소에서 운동해야 한다는 것이다. 그리고 매일 빠지지 않고 운동할 수 있어야 한다. 내가 권장하는 운동은 집에서 편한 시간에 돈 들이지 않고 특별한 장비 없이 손쉽게 할 수 있는 것이다. 이제 내가 권장하는 운동방법을 배워보자.

간단히 할 수 있는 운동요법 20가지

다음에 소개하는 20가지 운동은 체력 향상에도 좋지만, 일상생활의 일부분이 될 정도로 익숙해져야 하는 단순한 스트레칭이다. 이 운동의 횟수가 늘어날 때마다 운동범위가 넓어지고 근육이 더 잘 이완되며 근육 경련이 줄어드는 것을 느낄 수 있을 것이다.

한 가지 주의할 사항은 건강상 이미 문제가 있거나 등이나 허리를 다친 적이 있다면 운동을 시작하기 전에 의사와 상의해야 한다는 것이다.

매일 적어도 15분씩 운동을 지속한다. 다음 운동은 5번에서 10번씩 반복한다. 즉 처음에는 5번으로 시작하고 몸에 무리가 되지 않으면 10번으로 횟수를 점차 늘려나간다. 각각 동작은 최소 10초 이상 유지하며 30초간 유지하려고 노력한다. 운동을 하는 도중에는 복식호흡을 한다. 운동을 마치고서 몇 분간 전신을 이완하고 심호흡하면서 마무리한다.

1. 산 자세(mountain pose)

이 동작의 최종 목표는 생활의 일부가 되게 하는 것이다. 자세

교정이 몸에 익숙해져야 몸이 좋아지는 것을 느낄 수 있다. 양발에 체중이 고루 분산되도록 서서 발가락은 정면을 향한 상태로 두 발이 살짝 떨어지게 한다. 발의 앞뒤 네 군데가 고르게 체중이 분산되도록 자세를 취한다. 앞뒤로 몸을 기울이다보면 균형이 잡히는 중심을 찾을 수 있다. 머리는 척추 맨 위에 안정적인 상태로 놓이도록 자세를 취한다. 정수리에서 머리를 잡아당기는 손이 있는 것처럼 상상하라.

머리 무게가 4~6kg인데 작은 경추 위에 지탱하고 있다. 따라서 목의 위치가 잘못되면 온몸의 균형이 깨지고 여기저기 통증이 생길 수 있다.

[정면에서 본 모습]

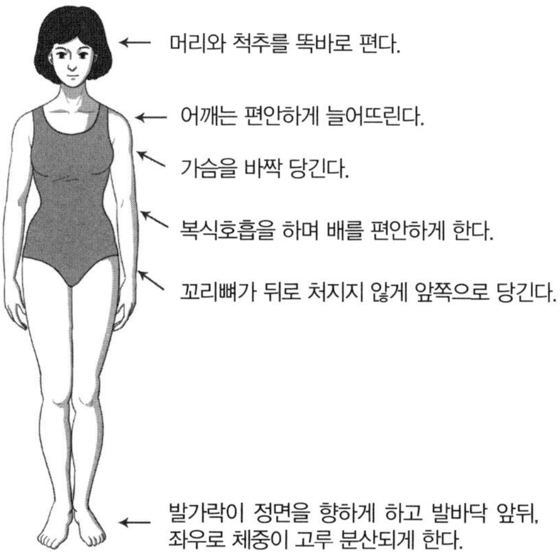

[옆에서 본 모습]

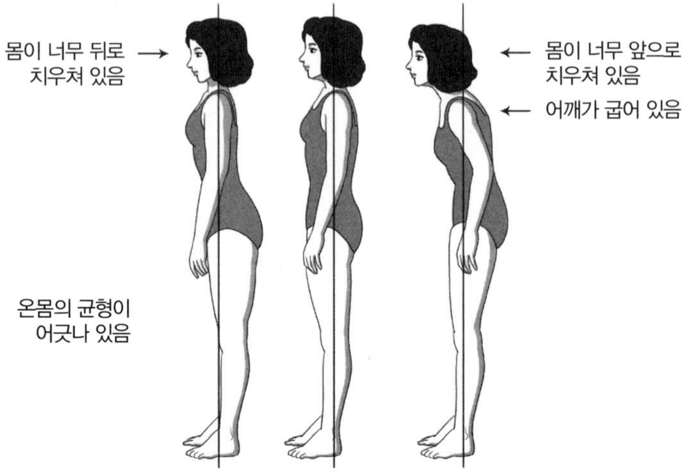

산 자세를 옆에서 본 그림을 보고 정확한 자세를 취하자.
(양옆의 그림은 잘못된 자세, 가운데 그림이 바른 자세)

2. 어깨 움츠리기

산 자세로 서서 어깨를 최대한 끌어올린다. 그 자세로 몇 초간 유지했다가 풀어준다. 이 운동을 5회에서 10회 반복한다.

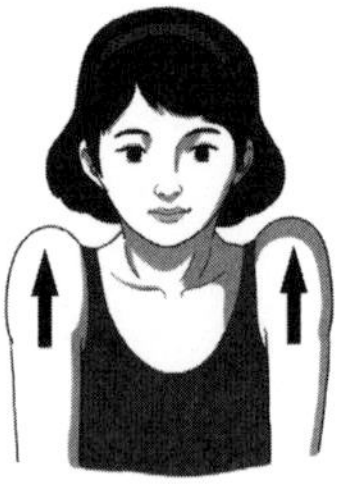

3. 어깨 돌리기

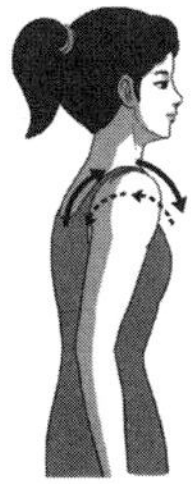

산 자세로 서서 어깨를 원형으로 돌린다. 먼저 앞쪽으로 돌리고 이어서 뒤쪽으로 돌린다. 이 운동을 각 방향으로 천천히 5~10회 반복한다.

4. 등 스트레칭

산 자세로 서서 양 손가락을 어깨에 올린다. 그 자세로 양 팔꿈치를 가슴 앞쪽으로 모아준다. 어깨에서 손가락이 떨어지지 않게 하고 팔이 커다란 원을 이루게 앞으로 돌리고 뒤로 돌린다. 천천히 그리고 최대한 넓게 스트레칭한다. 이 운동을 각 방향으로 5~10회 반복한다.

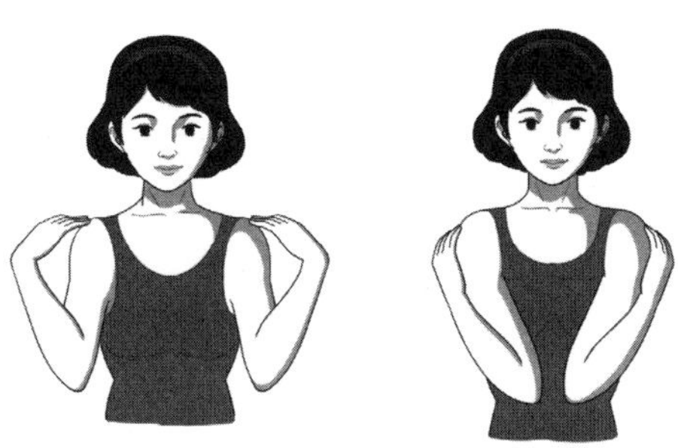

5. 팔 돌리기

산 자세로 서서 팔을 양쪽으로 어깨 높이까지 펼치고 손바닥이 위를 향하게 한다. 팔을 앞쪽과 뒤쪽으로 원을 이루게 돌려준다. 이 운동을 각 방향으로 5~10회 반복한다.

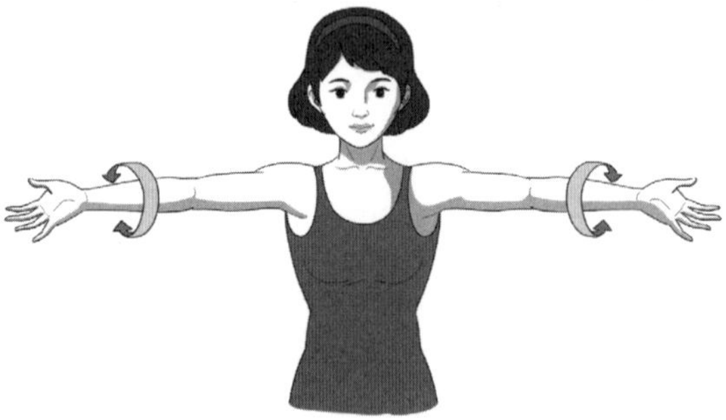

6. 팔 스트레칭

산 자세로 서서 양손을 깍지 끼운 다음 손바닥을 뒤집으면서 머리 위로 팔을 뻗어올린다. 이때 양팔이 펼쳐지는 느낌이 있을 때까지 들어 올린다. 팔을 들어 올릴 때 천천히 움직인다. 이 자세로 몇 초간 유지한다. 이 스트레칭을 5~10회 반복한다. 이 운동이 원활하게 되면 팔을 뻗은 채로 오른쪽과 왼쪽으로 옆구리를 구부리는 동작을 추가한다.

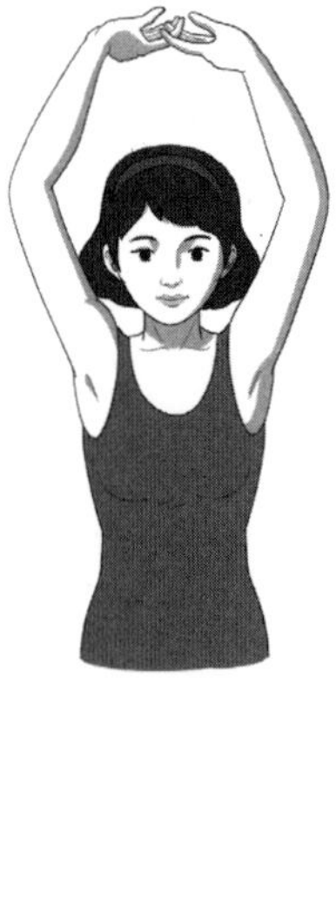

7. 목과 머리 돌리기

산 자세로 서서 머리를 위아래로 부드럽게 움직이고 이어서 오른쪽으로 큰 원을 그리며 돌린다. 원을 그리는 동작을 5~10회 반복하고 방향을 바꾸어 다시 5~10회 반복한다. 동작을 취할 때 통증이 느껴지면 중단한다. 섬유근육통이 동반된 환자는 이 동작을 하지 않는다.

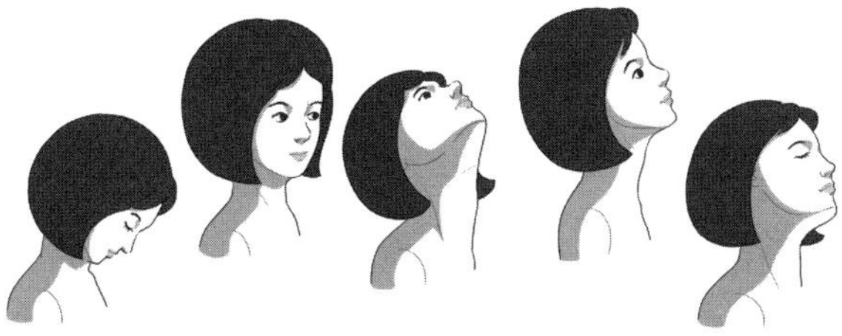

8. 다리 근육 스트레칭(햄스트링 근육: 엉덩이와 다리 뒷부분 근육)

의자를 지탱해서 손바닥을 의자 뒤편에 붙이고 몸을 앞으로 굽힌다. 이때 다리는 쭉 뻗은 자세를 유지하고 엉덩이는 하늘을 향하게 한다. 등도 꼿꼿이 편다. 다리 뒤쪽으로 근육이 당겨지는 느낌

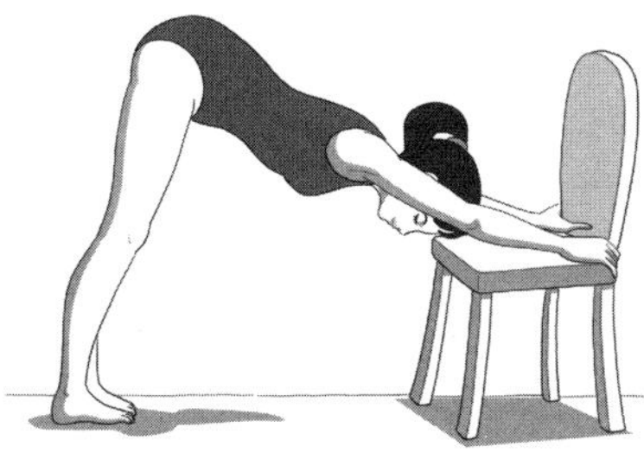

이 있어야 한다. 이 자세를 15초에서 30초 정도 유지한다.

9. 등 스트레칭(앉아서 몸 구부리기)

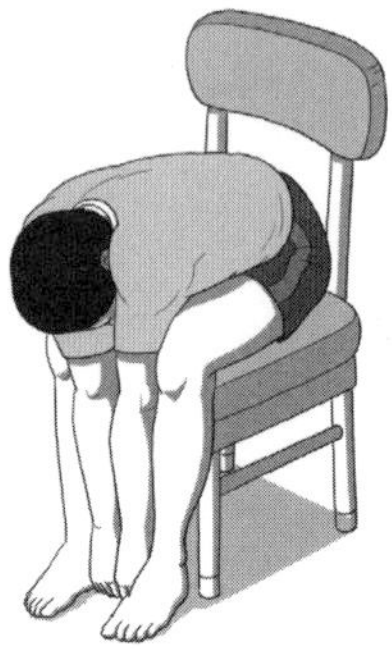

의자에 앉아서 발을 바닥에 붙인다. 손이 바닥에 닿도록 천천히 몸을 앞으로 굽힌다. 이때 등의 근육이 당겨지는 느낌이 있어야 한다. 이 자세로 15초에서 30초간 유지한다. 이 동작을 3~4회 반복한다.

10. 가슴 스트레칭

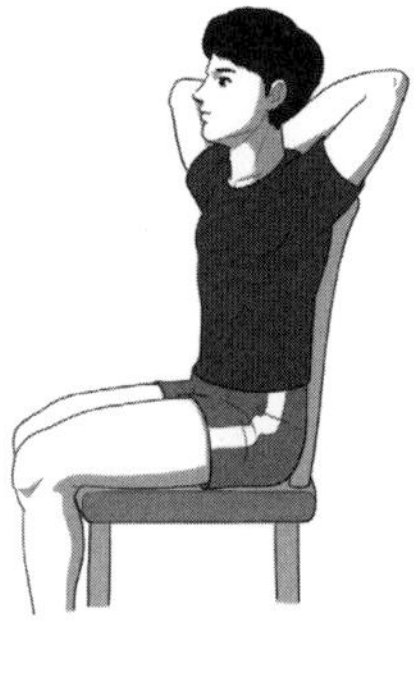

의자에 앉아서 양손을 머리 뒤에 올린다. 의자 등받이에 지탱해서 팔꿈치를 뒤로 뻗는다. 이때 가슴쪽 근육이 당겨지는 느낌이 있어야 한다. 이 자세를 몇 초간 유지한다. 이 동작을 5~10회 반복한다.

다음에 소개하는 운동은 단단한 매트리스나 방바닥처럼 단단한 바닥에서 해야 한다. 바닥이 너무 단단하면 운동용 매트나 커다란 수건을 깔고 해도 좋다.

11. 골반 기울이기

등을 바닥에 대고 누워서 무릎을 굽혀 발바닥이 바닥면에 닿도록 한다. 팔을 허리 아래에 살짝 떠 있는 공간에 밀어넣는다. 등을 바닥에 바짝 붙여 손이 움직이지 않게 한다. 손을 빼서 팔을 머리 옆으로 놓고 등과 배를 들어 올려 아치형태를 만든다. 이 자세를 몇 초간 유지한다. 위로 아래로 반복한다. 이 운동은 복근을 강화한다. 10번 반복할 수 있도록 꾸준히 연습한다.

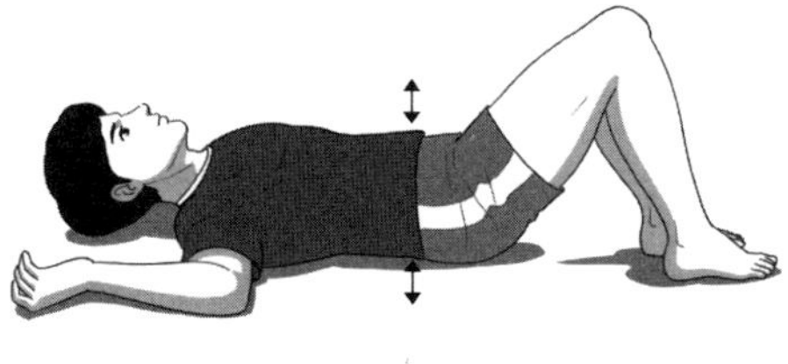

12. 변형 윗몸일으키기

발바닥을 바닥면에 대고 누워 있는 자세로 천천히 머리를 들어 올려 둘을 세면서 무릎 쪽으로 움직여 어깨가 바닥에서 떨어지게 한다. 무릎에 닿게 할 필요는 없다. 다시 둘을 세면서 머리를 바닥에 내려놓는다. 이 동작을 5~10회 반복한다.

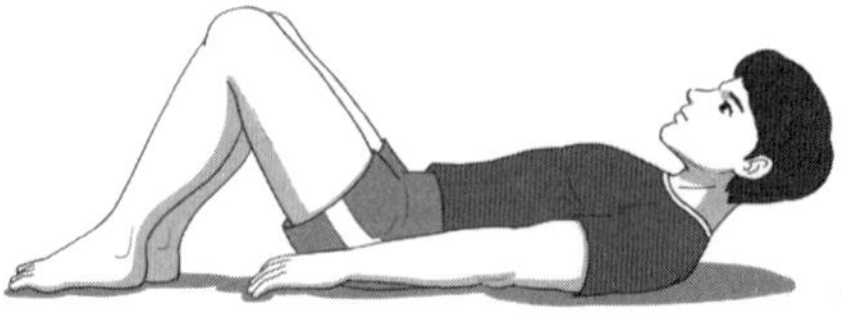

13. 무릎 가슴 붙이기

등을 바닥에 대고 누워서 무릎을 굽히고 발바닥을 바닥면에 닿게 한다. 한쪽 다리의 허벅지 부분을 양손으로 잡고 당겨서 가슴에 닿게 한다. 이 자세를 몇 초간 유지한다. 다른 다리에 똑같이 반복한다. 이후 두 다리를 동시에 붙잡고 가슴에 닿도록 당겨 몇 초간 자세를 유지한다. 이 운동을 5~10회 반복한다.

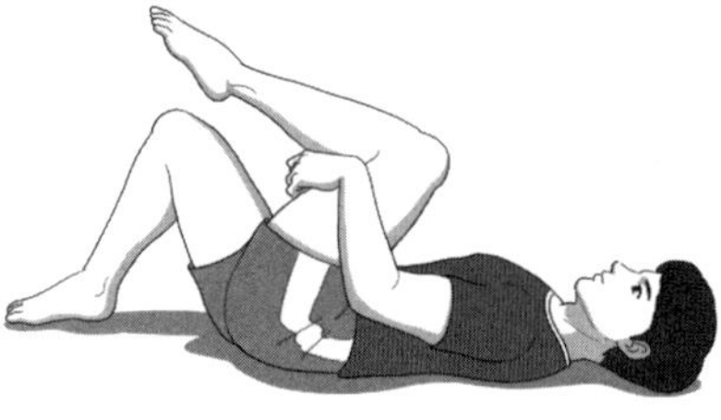

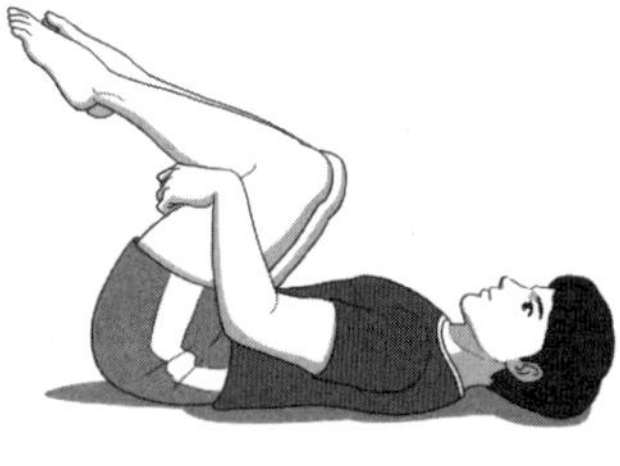

14. 다리 굽혔다가 펴기

등과 발바닥이 바닥면에 닿게 무릎을 굽힌 상태로 누워서 한쪽 다리를 굽혀 가슴 쪽으로 끌어당긴다. 팔은 몸의 양쪽에 내려두

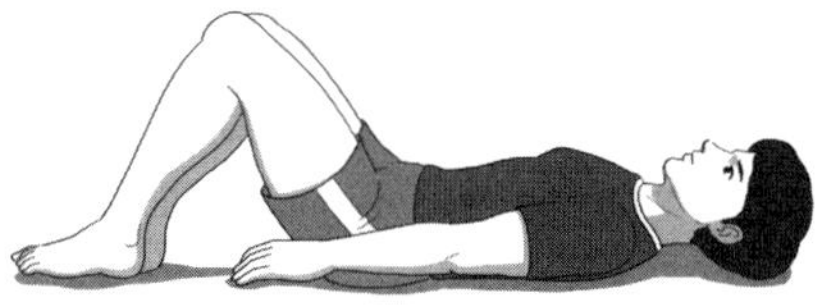

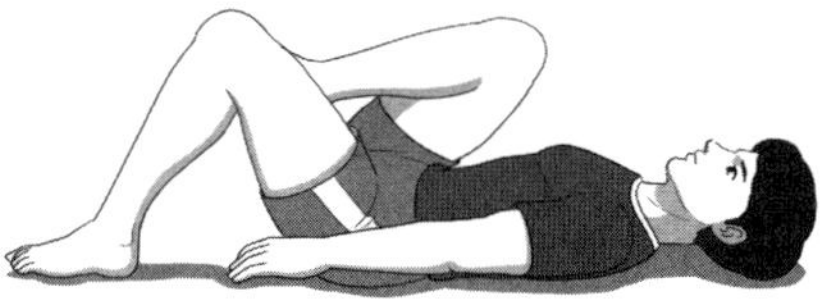

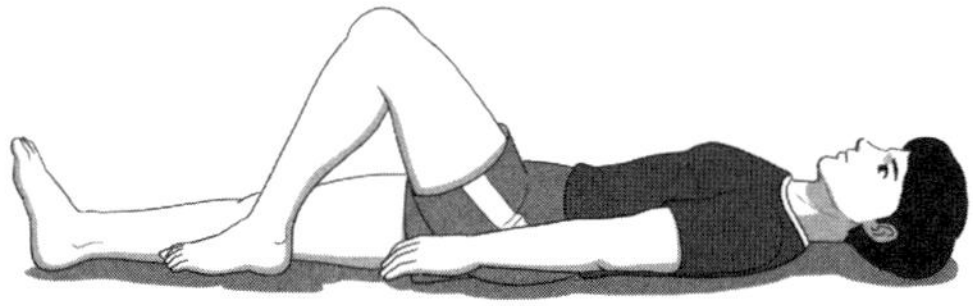

고 지탱한다. 다리를 천천히 펼쳐 무릎을 완전히 펴서 바닥에 닿게 한다. 한쪽 다리에 2~3회 반복한 다음 다른 쪽 다리에 같은 방법으로 반복한다.

15. 햄스트링 스트레칭(허리띠를 활용하는 방법)

그림의 (1)처럼 무릎을 굽힌 상태로 바닥에 누워서 (2)처럼 오른쪽 다리를 굽혀 가슴 쪽으로 끌어당긴다. 오른쪽 발에 허리띠를 대고 천천히 다리를 뻗는다(3). 이후 (4)처럼 양쪽 다리를 쭉 뻗어 바닥에 내려놓는다. 왼쪽 다리에 동일한 방법으로 반복한다. 이 동작을 2~3회 반복한다.

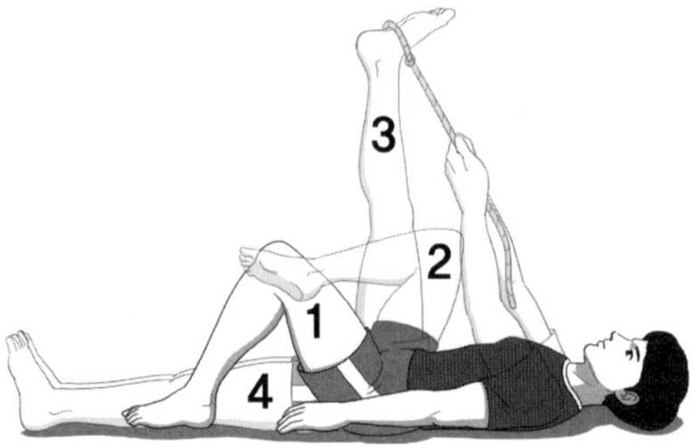

16. 척추 돌리기

누워서 무릎을 당겨 가슴에 닿게 한다. 그 자세로 몸을 천천히 한 쪽 방향으로 굴린다. 이때 무릎은 양쪽을 모은 상태를 유지한다. 몇 초간 자세를 유지하고 반대편으로 몸을 굴린다. 이 동작을 3~4회 반복한다. 이 운동의 연장 동작으로 양쪽 어깨를 편안히 이완하고 상체가 바닥에 닿아 있게 누워 엉덩이만 양쪽으로 움직인다. 이 운동은 잠자기 전 전신 이완에 효과적이다.

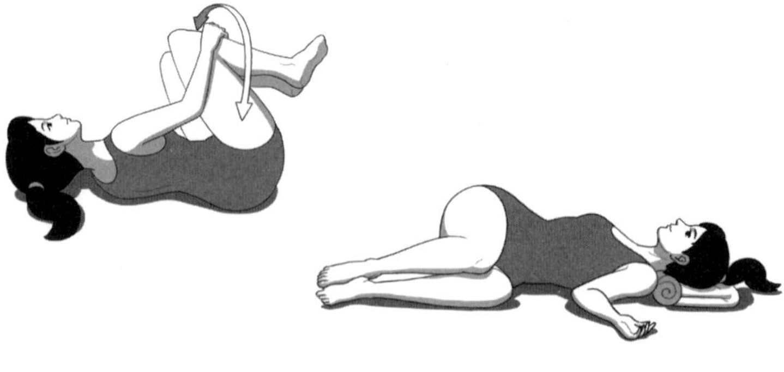

17. 고양이 스트레칭

손과 무릎을 바닥에 대고 그림처럼 자세를 취한다. 등을 구부려 아치형태가 되도록 숨을 들이마시고 이어 엉치뼈가 하늘을 향하도록 그림과 같이 몸을 구부린다. 몸을 일으키면서 숨을 내쉬고 배를 끌어당기면서 엉치뼈도 바닥 쪽을 향하도록 끌어당긴다. 이 동작을 5~10회 반복한다.

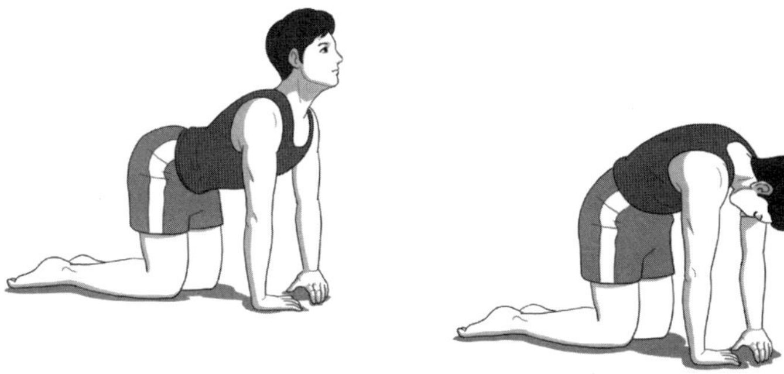

18. 엎드려 가슴 근육 스트레칭

고양이 스트레칭 동작을 하고 나서 팔과 몸을 쭉 뻗어 등을 낮춘다. 이 자세로 휴식을 취한다. 동작은 몇 번 반복해서 실시한다.

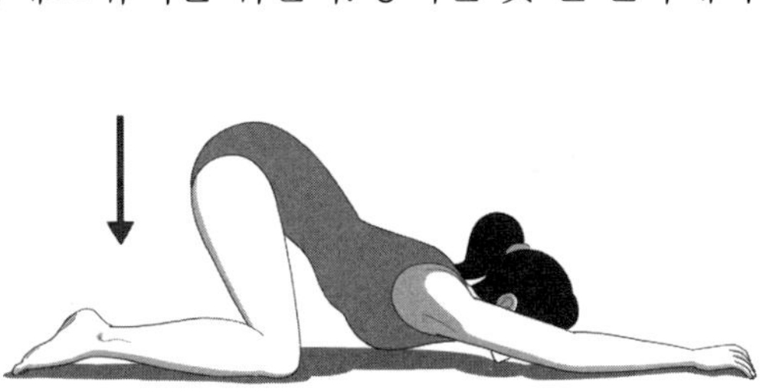

19. 벽 짚고 다리 올리기

머리에 얇은 베개를 받치고 벽을 향해 누워서 벽에 엉덩이가 가깝도록 자리를 잡는다. 다리를 들어 올려 벽을 짚는다. 이 자세로 몇 분간 휴식을 취한다. 이때 허벅지 뒤쪽의 근육이 당겨지는 느낌이 있어야 한다.

이 운동은 오래 서서 일한 경우 몸을 푸는 데 효과적이다. 무릎을 곧게 편 상태로 다리를 양쪽으로 벌려 V자 형태로 만든다. 허벅지 안쪽이 당겨지는 느낌이 있어야 한다. 이 자세를 몇 분간 유지하고 각도를 더 크게 벌린다. 이 동작을 몇 번 반복한다.

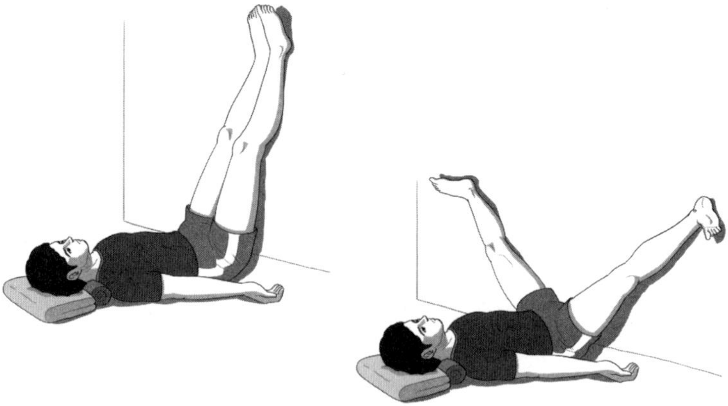

20. 문틀 잡고 스트레칭

문틀 잡고 스트레칭 방법은 가슴 근육과 어깨 그리고 등 근육 이완에 효과적이다. 문 앞에 서서 양쪽 문틀에 각각 손을 올려 어깨 높이로 놓는다. 왼발을 앞으로 내밀고 몸을 앞으로 기울인다. 이 자세를 몇 초간 유지한다. 왼발을 뒤로 옮기고 오른발을 앞에 내밀고서 다시 몸을 앞으로 기울인다. 팔 높이를 조금 더 높여 다시 실시한다. 물리치료사나 의사가 특별히 금지하지 않으면 팔 높이를 조금 낮춰서도 해본다. 이 운동은 하루에 한두 번 실시하는 것으로 충분하다.

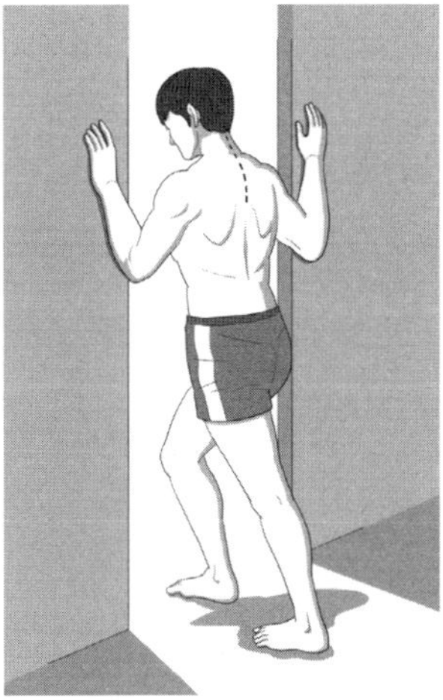

이제 여러분은 자신의 문제를 이해하고 변화를 줄 방법을 알았다. 따라서 건강 회복을 위해 직접 참여할 수 있게 되었다. 이제부터 자신의 건강은 자기가 책임져야 한다. 의료진은 옆에서 도울 뿐이다.

계속해서 편타성 손상(whiplash), 섬유근육통에 대한 정보 그리고 턱관절 고정장치를 사용할 때 알아야 할 것들을 읽어보자. Part 2에서는 턱관절 장애를 이해하는 데 꼭 필요한 교육적 자료들을 소개한다.

Part 2

턱관절 장애 치유하기

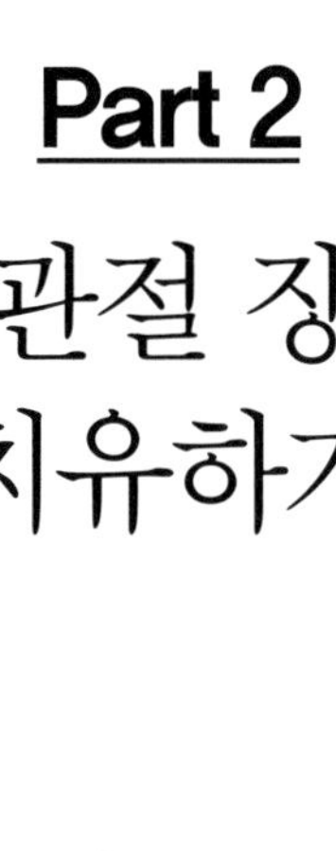

07 경추 염좌와 턱관절 장애

해마다 수백만 명이 자동차 사고로 경추(목뼈) 손상을 입는다. 환자들은 사고 직후 병원에 오기도 하지만, 많은 환자는 다소 시간이 경과하고서 병원을 찾는다. 일부 환자들은 단지 통증이 사라지길 바라면서 치료하지 않고 지내기도 한다. 불행하게도 이런 환자들은 대부분 완전히 회복되지 않으며, 매우 쇠약해진 채 가정일이나 직장일에 불편함을 느끼며 생활한다. 환자들이 이러한 상태로 지내는 것은 위험한 일이다.

가장 큰 문제는 의사들이 자동차 손상으로 인한 경추 등의 손상은 빨리 알아챌 수 있으나, 동시에 손상받은 턱관절은 종종 놓친다는 점이다. 의사들이 이러한 두부 손상, 교통사고로 인한 경추 손상과 턱관절 장애의 관계를 인지하고 동시에 치료할 수 있을 때 수백만 환자는 온전히 회복되든가, 적어도 좀더 나은 생활이 가능할 것이다.

의료 전문가들 사이에서도 이러한 충돌로 인한 경추 염좌에 대한 오해가 있어 서로 의견이 나뉘기도 한다. 따라서 이번 장에서는 충돌사고로 인한 경추 염좌에 대한 그릇된 생각을 해소하고 이 문제로 고통받는 환자들에게 올바른 정보를 제공하는 것을 목적으로 한다. 이러한 정보를 숙지한다면 치료과정에 좀더 적극적이고 능동적으로 참여할 수 있을 것이다.

가정주부인 주디(Judy, 30세)는 목, 어깨, 머리, 귀, 가슴, 머리 뒤쪽의 통증 때문에 병원을 찾았다. 그녀는 6개월쯤 전에 교통사고를 당했는데, 그때 경추 염좌 손상을 입었다.

주디는 피로와 연하곤란, 어지러움, 손발 냉증과 함께 입을 벌리기 어려운 증상을 호소했다. 아울러 두통과 손가락 무감각, 귀 뒤쪽의 압박감과 청력 저하, 귀의 잦은 통증이 있었고, 말하는 데도 어려움을 느꼈다. 이러한 증상들로 심한 우울감도 호소했다. 그녀는 자기 삶에서 중요한 것들을 해낼 수 없는 무기력한 상태였다. 그녀는 전문가와 상담이 필요했다.

주디는 처음 진찰할 때 입을 겨우 1cm밖에 열지 못할 정도로 통증이 심했다. 통상적인 검사로는 이상이 발견되지 않았다. 머리와 목, 어깨의 통증유발점을 찾기 위해 부드럽게 만졌을 뿐인데도 심한 통증을 호소했다. 그녀는 이미 검사한 부분 외에도 손상이 있음이 분명했다. 그녀는 구강내장치물이 필요했으나, 장치물을 어디에 위치해야 할지 정확히 결정할 수 없었다.

그녀가 입 안쪽으로 따뜻한 치과용 왁스를 넣을 수 있게 입을 벌릴 수도 없었기 때문에 임시 장치물을 제작하는 수밖에 없었다. 이것은 턱을 오므리는 근육을 이완하기 위한 일시적 역할만 한다. 그래서 나는 그녀가 집에서 스스로 왁스를 장치물에 덧댈 수 있도록 왁스를 약간 주고 그녀가 할 수 있는 몇 가지 운동을 알려주었다.

열흘 뒤 그녀는 입을 충분히 벌릴 수 있게 되었고, 적당한 구강내장치물(스플린트)을 만들어줄 수 있었다. 그녀는 아홉 달 동안 스플린트를 장착해야 했다. 하지만 이러한 스플린트 치료는 통증 완화의 일부일 뿐이다.

비슷한 상황에 있는 다른 환자들과 달리 주디가 회복할 수 있었던 까닭은 무엇인가? 그녀는 머리끝부터 발끝까지 나타나는 통증의 원인을 찾으려고 최선을 다해 노력했고, 느리게 회복될 것이라는 점도 이해했다. 나는 그녀에게 의학적 치료의 결과가 나타나려면 거의 2년 정도 걸릴 것이라고 설명했다. 다행히 그녀는 자신을 치료하는 의료진에게 믿음이 있었으며, 이미 알려준 운동을 열심히 하고 생활습관을 바꾸는 등 치료과정에 적극적으로 참여했다.

주디는 교통사고 환자들을 담당하는 물리치료사에게도 치료받았다. 그 물리치료사는 전통적 치료법과 더불어 근막이완법을 사용했다. 주디의 회복속도는 예상보다 빨랐다. 그녀는 여러 차례 신경과 전문의에게 진료를 받았으며, 개선되는 증상에 대해 설명을 충분히 들었다. 그녀는 이제 물리치료를 마쳤으며, 밤에만 고정장치를 사용한다. 주디는 매우 심각한 경우였으며, 다른 여러 환자는 약간 변형된 치료로 비슷한 효과를 보았다.

이번 장에서는 당신의 삶을 바꿔줄 중요한 교훈을 배울 수 있을 것이다. 만약 당신이 목뼈에 강한 충격을 받아 염좌 손상을 입은 적이 있다면, 이 정보가 당신 삶을 바꿀 것이다.

편타성 손상이란 무엇인가

편타성(鞭打性, whiplash)이란 머리와 목이 예상치 않게 한 방향으로 던져졌다가 다시 반대방향으로 튀어오르는 충격을 받는 것을 말한다. 편타성 충격은 자동차 사고에서 일어날 수 있다. 또 축구나 하키, 미식축구처럼 몸에 갑작스러운 충격이 가해지는 운동에서도 가능하다. 그리고 추락, 머리뼈에 직접적 충격, 심지어 갑자기 멈춰 서는 행동에서도 편타성 손상이 일어날 수 있다.

미국 도로교통안전국(NHTSA)과 안전위원회(TSA) 통계에 따르면, 자동차 사고에 따른 편타성 손상을 입는 사람은 해마다 365만 명에 이른다. 자동차 사고로 인한 손상은 충격방향에 상관없이 매우 심각한 목뼈 손상을 가져올 수 있다. 1996년 가르시아(Garcia)와 애링턴(Arrington)은 이러한 사고에서 턱관절 장애가 나타나는 비율은 87~97%라고 보고했다.

모든 편타성 손상은 사고마다 다양한 가능성 때문에 약간씩 다르다. 자동차 사고에서는 다음 사항을 꼭 고려해야 한다.

- 운전자가 어떤 방향으로 향하고 있었는가
- 나이
- 사고의 사전 인지 또는 준비 정도
- 충격의 방향
- 차량의 속도

안전벨트는 이러한 과도한 젖힘으로 인한 손상에 약간의 방어책이 될 수 있다. 하지만 이러한 사고에서는 매우 다양한 증상과 증후가 섞여 나타난다. 이러한 사고는 한마디로 설명하고 예측할 수 없다.

브루스 키니(Bruce H. Kinnie) 박사는 1982년 다양한 편타성 충격에 대한 모식도를 제시하였다. [그림 7-1]처럼 후방의 충격에

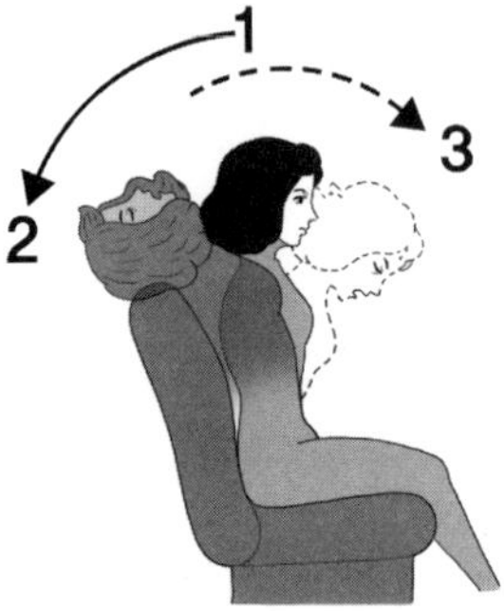

[그림 7-1] 후방 충격

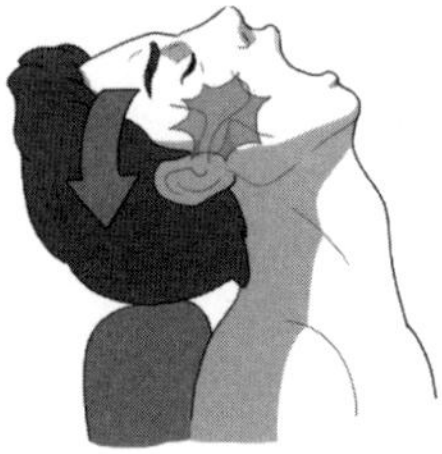

[그림 7-2]
과도한 젖힘이 일어난 경우의 턱관절 손상

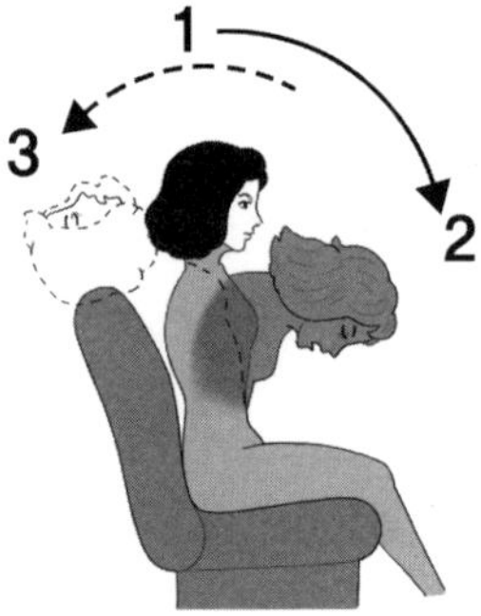

[그림 7-3] 전방 충격

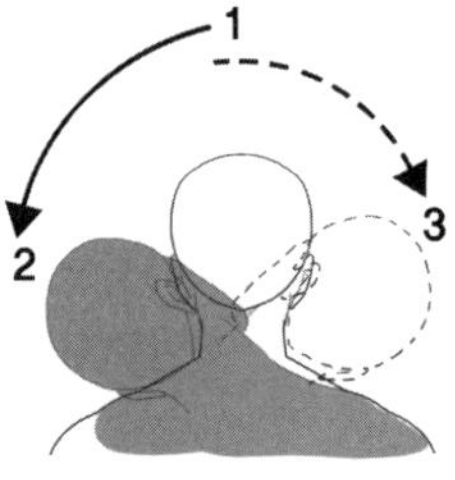

[그림 7-4] 측방 충격

서는 목이 수용 가능한 범위를 넘어서 후방으로 갑자기 젖혀진 다음 다시 앞쪽으로 숙이게 된다. [그림 7-2]는 후방 충격 시 목이 과도하게 젖혀지는 경우 턱관절 또한 수용범위를 넘어선 젖힘이 일어남을 보여준다.

[그림 7-3]처럼 전방 충격의 경우에는 머리가 앞쪽으로 과도하게 숙여지고 이어서 뒤쪽으로 과도한 젖힘이 일어나게 된다. [그림 7-4]처럼 측방으로부터 충격이 있는 경우에는 머리(안전벨트를 하지 않은 경우), 목, 몸이 충격방향으로 쏠리게 되고, 이어서 충격 반대방향으로 밀린다. 즉, 머리와 목이 예상치 못하게 갑자기 한 방향으로 급하게 던져졌다가 반동으로 반대편으로 던져지는 경우와 같다.

이러한 다양한 경우의 편타성 충격에 의한 손상에서는 목의 인대, 건, 근육과 경추 배열에 손상을 가져온다. 소수의 경우에서는 목뼈 골절이나 척수신경 손상을 가져오기도 한다.

이미 몇 년 전부터 학계에 목뼈 염좌 시 턱관절을 지지하는 인대와 근육에도 손상이 있다는 보고가 있었지만 간과되었다. 턱관절 손상은 목이 뒤로 과도하게 젖혀지는 사고에서는 언제든 발생할 수 있다. 그리고 재닛 트라벨 박사와 데이비드 사이먼 박사는 1983년 편타성 손상은 특정한 유발점(trigger point)을 자극할 수 있다고 보고했다.

경추와 턱의 편타성 충격에 따른 일반적 증상들

왜 전문의들과 치과의사들이 편타성 충격과 턱관절 손상의 연관성에 대해 혼란스러워하는지 알아보는 것은 간단하다. 바로 편타성 충격 후 환자들이 주치의를 찾아가서 혹은 치과의사에게 턱관절 문제로 이야기하는 일반적 증상을 알아보면 된다. 이러한 증상들이 많은 부분에서 겹친다는 사실은 매우 놀랍다. 하지만 그 이유는 사실 놀랍지 않다. 이 두 경우의 손상은 같은 근육과 인대, 건들을 침범하고 있기 때문이다.

다음은 경추의 편타성 충격을 받은 환자들이 이야기하는 일반적 증상들이다.

- 두통
- 목의 통증
- 어지러움
- 귓구멍 안쪽과 턱관절의 통증
- 눈 뒤쪽의 압박감
- 이유 없이 흐르는 눈물
- 이통(귀의 통증)

- 청력 저하
- 이명
- 피로
- 신경과민
- 손가락의 감각 저하
- 근육 경련
- 근육 동통
- 목의 경직
- 연하곤란
- 우울증

다음은 턱관절 장애가 있을 때 호소하는 증상으로 경추의 편타성 손상에는 나타나지 않는 것들이다.

- 턱에서 딸깍하는 소리가 나는 증상
- 입을 여닫을 때 둔탁한 소리가 나는 증상
- 입을 여닫을 때 턱이 어긋나는 증상
- 입을 벌리기 어려운 증상
- 턱관절이 고정되는 증상
- 턱관절의 통증

• 이 악물기

편타성 손상에 대한 오해와 진실

내 생각에는 경추와 턱관절의 편타성 손상들을 함께 고려해 치료하기 전까지는 이 두 경우에 대한 혼란은 계속될 것이다. 이와 더불어 편타성 손상에 대한 몇 가지 오해는 계속될 수 있다. 이제는 잘못 이해하는 부분을 이야기해보자.

여러분이 쉽게 오해하는 부분을 먼저 이야기하고, 그것들이 왜 틀렸는지 말하겠다.

오해: 충격이 매우 적었기 때문에 편타성 손상을 입지는 않았을 것이다.

진실: 충격의 크기와 무관하게 편타성 손상이 가능하다.

아서 크로프트(Arthur C. Croft) 박사는 1992년 고속충돌과 저속충돌에서 편타성 손상에 대한 대조 연구를 발표했다. 실제 지원한 사람들과 모형인형에 대해 11km에서 32km까지 속도 범위에서 실험을 몇 년간 진행한 것이다. 크로프트 박사는 저속충돌에서 주목할 만한 연부조직 손상이 있다는 실험결과를 보고하였다.

이것은 충돌이 약하든지 강하든지 간에 충돌이 있을 경우 편타성 손상이 일어날 수 있다는 것이다. 따라서 사고가 경미하다는 이유로 손상이나 통증을 가볍게 이야기하는 친구, 전문가 혹은 그 어떤 사람의 말로 치료를 연기해서는 안 된다는 사실을 명심해야 한다.

오해: 아마도 사고 후 시간이 많이 흘렀기 때문에 이것은 편타성 손상이 아닐 것이다. 만약 그렇다면 증상이 훨씬 더 일찍 나타나야 한다.

진실: 턱관절 장애의 증상은 사고 당시 즉각 나타날 수도 있고, 사고 후 며칠이나 몇 주, 심지어 몇 달 후에도 발생할 수 있다.

자동차 사고로 인한 편타성 손상을 입은 환자들은 처음에 두통이나 목의 통증 혹은 다른 근골격계 손상으로 임상의사를 찾게 된다. 하지만 이런 초기 치료과정에서는 턱관절 장애에 대한 조사나 치료를 종종 빠뜨리게 된다. 대부분 검진결과는 '통증을 유발할 만한 기질성 원인을 찾지 못했음'이라고 나오게 된다. 그리고 처음 진료 후 몇 개월이 지나서야 치과의사가 턱관절 장애의 증상을 발견하게 된다.

크로프트 박사는 연구결과를 다음과 같이 밝혔다.

"경추와 턱관절은 그 사고가 아무리 경미한 것이라 하더라도 사고 종류에 상관없이 손상된다. 허용범위를 넘어선 과도한 신장

(stretch)은 목과 관절 조직에 다양한 수준의 손상을 가져오게 된다. 염좌가 복구되는 과정에서 연조직들은 탄성이 줄어든 조직으로 대체된다. 따라서 턱관절 손상에 의한 증상들은 종종 늦게 발견되며, 때로는 확인할 수 없는 경우도 있다."

1장에서 우리는 선행인자들에 대해 알아보았다. 이러한 것들은 예전에 입었던 손상으로 뒤늦게 문제를 발견하게 되는 것들을 말한다. 이러한 것들은 편타성 손상 등을 입을 때까지는 잠재적인 문제로 남아 있다가 손상 후 증상의 중심에 있게 되는 것이다. 이를테면 비정상적인 턱이나 발치와 같은 이전의 문제들을 예로 들 수 있다.

또 우리는 이미 삶 가운데서 지속되고 있는, 어떤 사고 전에는 아무런 증상도 없었지만 이후에는 중요한 문제가 될 수도 있는 영구적 요인들에 대해서도 알아보았다. 부적절한 신체 자세와 스트레스나 우울증에 대처하는 자세 등이 이러한 요인에 속할 수 있다.

구강외과학 박사 에롤 래더(Errol Lader)는 자신이 쓴 종합적 안내서에서 경추 손상이 턱관절에 미치는 영향 모델을 이용하여 경추 염좌 등의 손상이 턱관절 장애를 일으키는 기전을 설명했다.

편타성 충격의 발생

↓

갑작스러운 움직임으로 목 뒤쪽 근육들이 수축하게 됨

↓

목 뒤 근육의 수축으로 머리가 뒤쪽, 위쪽으로 움직이게 됨

↓

목 근육에 있는 특성화된 신경세포들이 뇌로 신호 전달:
"여기 뒤쪽에 문제가 발생했음!"

↓

뇌에서 목 근육으로 뒤쪽, 위쪽으로 움직여
머리 위치를 바로잡기 위한 신호를 보냄

↓

보상적으로 눈 위치를 수평으로 유지하기 위해
머리를 약간 앞쪽으로 움직이려고 함. 따라서 목 앞쪽 근육들
(아래턱에 붙어 있는 근육들)의 수축력이 증가하게 됨

↓

목 앞쪽 근육들의 긴장도가 증가해
아래턱을 아래쪽, 뒤쪽으로 당기게 됨

↓

위, 아래 치아가 정확히 정렬되지 못하는 부정교합 발생

↓

치아가 올바르게 교합되지 않았다는 정보를 뇌로 전달

↓

부정교합을 바로잡기 위한 정보가 뇌에서 턱 근육들로 전달됨

↓

턱 근육의 긴장도 증가

↓

턱 근육의 지속적인 긴장도 증가로 수축 발생

↓

턱 근육 수축에 따라 턱관절에 가해지는 스트레스 증가

↓

턱관절의 스트레스 증가로 턱관절 장애 유발

↓

통증이 심해짐

↓

통증이 턱관절 근육의 지속적 수축 유발

↓

결과적으로 턱관절 장애가 지속됨

이 과정은 많은 편타성 손상으로 발생하는 과정을 간소화해 표현한 것이다. 하지만 이 과정은 매우 정확하다.

오해: 방사선 검사결과가 정상으로 나왔기 때문에 나는 편타성 손상을 입은 것이 아니다.

진실: 편타성 손상은 주로 연조직 손상에서 기인하므로 골절과 달리 일반적 방사선 검사에서 발견되지 않는다.

방사선 검사결과 아무것도 나오지 않았다는 이유만으로 많은 환자가 꾀병 취급을 받거나 "모든 일은 네가 마음먹기 나름이야" 하는 말을 들어야 한다는 것은 참으로 가슴 아픈 일이다.

횡두개 방사선 사진, 파넬립스(panelipse, 국내에서는 파노라마 촬영으로 알려져 있음), 턱관절 단층촬영, 관절조영상 등의 일반 방사선학적 검사 기법으로는 연조직 손상을 찾아낼 수 없다. 이러한 검사들은 턱관절의 간격 이상 등을 확진하는 데 유용하다. 연조직 손상이 MRI(자기공명영상검사)로 명확히 진단될 수 있다고 해서 모든 환자가 MRI 검사를 받을 필요도 없다. MRI 검사는 무척 비싸기 때문에 대부분 환자들에게 처음에는 보전적 치료를 고려하는 것이 옳다.

미국 국립치과학연구소(NIDR) 팸플릿에서는 다음과 같이 기술하고 있다.

"보통의 치아 방사선 검사와 턱관절 방사선 검사(횡두개 방사선 사진)는 턱관절 장애를 진단하는 데 유용하지 않다. 또 다른 방사선 검사 기법인 관절조영(조영제를 사용한 관절 방사선 검사), MRI 등은 임상의사가 관절염이나 시간이 지나도 지속적인 특징적 통증

혹은 치료로 개선되지 않는 증상 등의 소견을 보이는 환자들에게 시행할 것을 권고한다. 당연히 비용이 많이 드는 검사를 하기 전에 다른 전문적인 의견을 참고하는 것이 현명한 일이다."

만약 이러한 증상들이 방사선 검사로 확인되지 않을 수 있다는 사실을 인정한다면, 환자들의 상황을 좀더 개선할 수 있는 방법을 찾아내야 한다.

오해: 경추보호대를 착용하면 증상이 좋아져야 한다는 생각 때문에 증상을 거짓으로 숨길 수 있다.

진실: 경추보호대를 착용하는 것이 목 손상에 대한 적절한 치료인데도 종종 턱관절 장애를 악화하는 역할을 하기도 한다.

이에 대해 에롤 래더 박사는 다음과 같이 말했다.

"현재 충분한 치료 효과를 보이기 때문에 경추 손상의 치료로 사용되는 경추보호대나 경추견인요법 등이 턱관절 구조의 융기 부위에 직접적인 기계적 압박을 주어 관절 구조의 혈관조직에 압박을 가함으로써 결국 염증을 유발하고 국소적 통증이나 연관통을 유발할 수 있다."

만약 경추보호대나 경추견인요법 등을 처방받았다면 턱관절 장애를 진찰할 수 있는 의사에게 진찰을 받고 턱관절 고정장치를 제작하여 사용할 것을 강력히 권한다. 턱 고정장치는 치아 사이에

완충 공간을 제공하여 손상이 치료되는 동안 관절 손상을 방지해 줄 것이다. 적절히 균형이 잡힌 고정장치는 통증유발점을 비활성화하고 정상적인 근육의 안정기 길이를 유지하는 데 도움을 준다.

래더 박사는 또한 턱관절 장애에 대해 다음과 같이 보고했다.

"대부분 치료자가 목에 가해진 외상성 손상이 서로 연관성이 없어 보이는 다양한 턱관절 장애와 만성 두통 등의 증상을 야기할 수 있음을 잘 알지 못해 편타성 손상을 입은 많은 환자가 불필요한 만성적 통증을 경험하고, 결국 턱관절의 퇴행성 변화까지 겪는다. 만약 턱관절의 퇴행성 변화가 일어나기 전에 일찍 진단된다면, 턱관절 장애의 치료 성공률은 높아질 것이다. 하지만 일단 퇴행성 변화가 일어나면 어떤 증상은 영구히 남는다."

나는 이 책에서 아는 것이 힘이라고 강조하고 있다. 몸에서 무슨 일이 일어나고 있는지 스스로 아는 것이 매우 중요하다. 편타성 손상은 그 기전과 영향력이 매우 복잡하고 다양하다. 따라서 당신을 치료하는 전문가가 편타성 손상에 대해 잘 알지 못하면 치료성과가 나타나지 않을 수 있다.

두 사람이 똑같을 수 없는 것처럼 두 사람의 치료가 똑같을 수 없다. 결코 당신을 치료하는 전문의를 비판하려는 것이 아니다. 이것은 진정으로 다양한 전문 분야의 접근이 필요한 문제다. 따라서 항상 의학과 치의학, 물리치료, 척추학 등의 분야가 서로 연관된다.

내가 제안하는 것은 당신이 하고 있는 그러한 오해들을 없애고 치료팀의 일원으로서(가장 중요한 팀원이 되어야 한다) 행동하라는 것이다. 그러면 당신은 치료를 계획하게 될 테고 여기서 얻는 정보를 바탕으로 상황을 좀더 개선할 수 있는 통제력을 갖게 될 것이다.

08 섬유근육통증후군과 턱관절 장애

섬유근육통증후군(FMS, Fibromyalgia Syndrome)은 미국인 약 2~5%(500만~1,300만 명)의 삶에 영향을 주는 것으로 추산된다. 하지만 이 질병은 진단되지 않는 경우도 많아서 실제로 얼마나 많은 사람이 이 질병으로 고통받는지 추산하기 힘들 정도다. 최근 조사에 따르면 전문 의료인에게 이러한 복잡하고도 까다로운 상황에 대한 정보와 그것이 어떻게 턱관절 장애와 연관되는지에 대한 정보를 제공하는 일이 무척 중요한 것으로 보인다.

섬유근육통, 특히 근막통을 앓는 환자의 75% 정도가 턱관절 장애를 안고 있는 것으로 추산됨에 따라 이 두 상황을 이해하는 일이 매우 중요한 문제가 되었다. 그리고 턱관절 장애 환자의 약 18%가 섬유근육통으로 진행되기 때문에 전문 의료인은 이 두 상황의 공통점뿐만 아니라 차이점까지도 명확히 알고 있어야 한다.

의료인은 이제 경추의 염좌와 턱관절 장애, 섬유근육통을 동시에 가지고 있는 진(Jean)의 사례에서 보는 바와 같이, 많은 환자가 동시에 한 가지 이상의 증상을 가질 수 있음도 이해해야 한다. 많은 사람이 이러한 지식이 없어 잘못 진단받고, 치료에 실패하고 이 병원 저 병원으로 방황하고 있다.

물론 이러한 모든 새로운 정보나 조사가 혼란스러울 수도 있다. 나는 섬유근육통과 턱관절 장애의 연관성을 알고 또 그 차이점을 알기 위한 간단한 정보를 제공하고자 노력하고 있다. 만약 당신이 턱관절 장애와 공존하는 어떠한 증상이 있다고 느낀다면 우선 류머티스 질환을 치료하는 전문의에게 진찰을 받아보자. 류머티스 질환은 불편함이나 무기력을 특징으로 하는 근육이나 인대, 관절, 뼈나 신경의 병리적 상태를 말한다.

우편집배원 진(Jean, 50세)은 지방의 보건소에서 진료를 받은 뒤 나에게 왔다. 두 달 반 전 그녀는 자동차 사고로 목뼈에 손상을 입었다. 그녀는 "여기저기 안 아픈 곳이 없어요", "피곤하고 이상야릇한 느낌이 들고 너무 괴로워요"라고 호소했다. 또 피로감과 연하곤란, 차가운 손, 기억력 감소, 어지러움, 감정적 혼란, 불면증, 근육 긴장, 다리 경련, 근육통, 잦은 코피, 턱관절의 딸깍거림, 잦은 이통과 청력 감소, 빈뇨 등의 증상을 호소했다. 그리고 얼굴 전체와 머리, 목, 어깨, 등, 다리와 발의 통증도 호소했다.

진은 병원을 네 곳이나 거쳐왔다. 첫 번째 의사는 소염진통제인 이부프로펜을 처방했다. 두 번째 의사는 세 시간마다 모트린(항염증제) 600mg과 타이레놀(진통해열제) 600mg을 처방했다. 그 양이 너무 많아서 부작용이 나타났다. 그래서 약을 끊고 신경과 전문의를 찾아갔다. 그 전문의는 그녀의 증상이 노화에 따른 것일 수 있다며 이전 의사들이 처방한 약의 복용을 권했다.

그녀는 또 다른 의사를 찾아갔는데 그 의사는 경추의 염좌(편타성 손상)로 진단하고 일단 모든 약을 중지하도록 권고했다. 또 그 의사는 섬유근육통을 의심했다. 나에게 왔을 때 그녀는 상담과 물리치료를 병행하고 있었다. 하지만 그녀는 상태가 더 나빠졌다고 느꼈다.

왜 진은 호전되지 않고 악화되었을까? 그것은 그녀의 문제가 복합적이었기 때문이다. 교통사고로 인한 경추의 편타성 손상뿐 아니라 하악골의 편타성 손상도 있었다. 그리고 드디어 그녀가 네 번째로 찾아간 의사가 그것을 발견하여, 증상을 종합해보면 섬유근육통증후군이 동반되어 그랬을 것이라고 진단했다.

진은 다행히 문제의 다양성을 이해하고 함께 모여서 일하는 전문 치료팀을 만날 수 있었고, 팀의 핵심 구성원으로 역할을 하였다. 그녀의 치료팀을 살펴보자.

- 진을 치료하는 전문 의료인들을 조정해주는 보건소 간호사
- 섬유근육통증후군을 이해하고 있는 주치의
- 편타성 손상과 턱관절 장애에 대한 지식이 있는 치과의사
- 근막이완법 시술이 가능한 의사
- 임상 심리치료사인 재활상담사(rehabilitaion counselor)
- 기꺼이 전문가 의견을 경청하고 적절한 행동 변화를 추구하며 현재와 미래의 한계점을 인지하고 있는 진 자신

진은 자신이 의학적으로 최대의 치료 효과를 보려면 2년 정도 걸릴 것이라는 점을 이해했다. 그녀는 회복하기 위한 훌륭한 동기가 있었고 자기 능력을 다해 노력할 수 있었다. 아울러 생활습관을 바꾸어야 한다는 것을 알았고 실제로 상당한 성과를 이루어냈다.

비록 우체국과 협약을 맺은 정형외과 병원이 수백 킬로미터나 떨어져 있었지만 그녀는 열과 성의를 다해 진찰과 치료를 받으러 다녔다. 장시간 이동하는 도중에 시간마다 쉬면서 스트레칭을 했지만 한 번씩 병원에 다녀오면 며칠씩 더 아팠다.

섬유근육통증후군이란 무엇인가

섬유근육통증후군은 신체의 많은 부분을 침범하여 피로를 유발하는 고통스러운 통증을 동반한 쇠약 상태를 말한다. 이것은 남성보다 여성에게서 더 많이 발견된다.

미국인 수백만 명이 이러한 질병을 앓고 있는데도 미국 의학협회(AMA)에 의해 1987년에야 공식적으로 질병으로 인정되었다. 이에 대하여 스타라닐(Starlanyl)과 코프랜드(Copeland)는 다음과 같은 말을 했다.

"현재 거의 10년이나 뒤에 여전히 불행히도 '일시적 유행 질병'으로 취급하여 자주 간과되며, 여전히 주치의들은 그것을 다른 만성 통증성 질병과 감별하는 데 필요한 진단 기술이 부족하다. 사실 최근까지도 섬유근육통증후군이라는 질병을 '실제' 상황으로 들어본 의사를 찾기는 어려운 일이었다. 그리고 그 증후군을 치료하기 위한 훈련을 받은 의사는 거의 없었다. 이 증상을 나타내는 환자들은 평균 5년 정도 고통받고 정확한 진단을 받기 전에 수천 달러를 낭비하는 것이다."

섬유근육통증후군의 원인

섬유근육통증후군을 일으키는 원인은 아직도 정립되어 있지 않다. 몇몇 연구자는 사고나 손상이 중추신경계에 영향을 미쳐서 그렇다고 말한다. 그들의 연구를 살펴보면, 손상을 받은 환자 161명에 대한 연구에서 102명이 목 부위 연조직의 손상을 입었으며(전형적인 편타성 손상 환자의 90%) 59명이 다리 골절을 입었다. 그중에서 목 손상을 입은 환자의 20%가 섬유근육통으로 발전했으며, 다리 골절 환자는 단지 1.9%만 섬유근육통으로 발전했다.

또 다른 연구자들은 스트레스나 정신적 외상(emotional trauma)이 섬유근육통을 발현한다고 믿기도 한다.

하지만 실제 섬유근육통으로 고통받는 환자들은 그것이 어떻게 발생하였는지 알기보다 어떻게 치료할지에 더 관심이 있을 것이다.

섬유근육통증후군의 증상

섬유근육통증후군의 증상은 매우 많고도 다양하다. 그러한 이유로 주치의들이 진단하는 데 어려움을 겪는다. 일반적 증상은 다음과 같다.

- 운동신경 조절기능 문제(신체 불균형)
- 과민성 대장증후군
- 빠른 심장박동
- 두통
- 냄새, 소리, 빛, 진동에 대한 과민성
- 추위를 못 견딤
- 안구건조증
- 극심한 하지 경련
- 설명할 수 없이 전체적으로 퍼지는 통증
- 하지의 과도한 사용(지속적 운동)
- 아침에 일어날 때 관절이 뻣뻣해지는 아침 강직 증상
- 자도자도 피곤함
- 복수의 압통점
- 비전형적인 패턴의 무감각이나 저림
- 운동 곤란이나 무기력 호소
- 정신적 혼동상태나 건망증 기간이 나타남

섬유근육통증후군의 진단

섬유근육통증후군으로 진단받으려면 [그림 8-1]에서 보여주는

18개 압통점 중 11개 압통점이 나타나야 한다. 또 압통점이 사지를 사등분했을 경우 위와 아래, 오른쪽과 왼쪽 각각의 부분에서 모두 나타나야 한다.

압통점은 눌렀을 때 심한 통증을 느낀다는 점에서 통증유발점과 유사하다. 하지만 압통점은 몸의 다른 쪽으로 전이되는 연관통은 아니다. 압통점을 체크하려면 엄지로 그 지점을 눌러주어야 하는데, 손톱 끝이 하얗게 될 정도로 충분히 압력을 가해야 한다.

[그림 8-1]을 이용하여 스스로 체크해보고 싶다면 다음 안내를 따르면 된다. 이 정보는 스타라닐과 코프랜드가 쓴《섬유근육

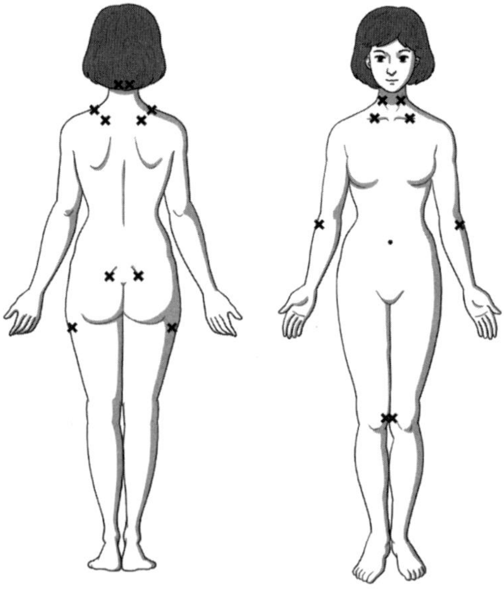

[그림 8-1] 압통점의 위치

통과 만성 근막통증후군(Fibromyalgia and Chronic Myofascial Pain Syndrome)》에서 인용했다.

신체의 등쪽에서는 압통점이 다음과 같은 양상으로 나타나게 된다.

- 목의 척추뼈와 목과 머리가 만나는 지점
- 어깨선 위쪽에서 어깨에서 약간 목 쪽으로 치우친 지점
- 마지막 지점에서 손가락 3개 정도 떨어진 지점
- 엉덩이 위쪽 움푹 파인 곳에서 척추 쪽 지점
- 엉덩이 아래쪽, 허벅지 바깥쪽 선에서 손가락 하나 정도 뒤쪽

신체 앞쪽에서는 압통점이 다음과 같은 패턴으로 나타나게 된다.

- 목에서 쇄골선 안쪽 바로 위
- 목 위 지점에서 약간 바깥쪽으로 약 4손가락 아래 지점
- 손바닥을 앞으로 했을 때 팔꿈치에서 약 3손가락 아래 위치의 팔 바깥쪽
- 지방층이 있는 무릎의 안쪽 지점

만약 당신의 증상이 섬유근육통증후군 증상을 나타내는 것 같다

면 류머티스 질환을 잘 아는 의사를 찾아가 검사해보는 것이 좋다.

섬유근육통증후군의 치료

현재 섬유근육통증후군은 아직 명확한 치료방법이 없는 것이 사실이지만, 통증을 줄이고 불편함을 해소할 수 있는 치료법들은 다양하게 있다. 주로 환자 교육과 물리치료, 상담, 약물치료와 적절한 영양 공급, 스트레스를 줄이는 것과 충격이 약한 운동 프로그램들이 시행될 수 있다.

섬유근육통증후군과 턱관절 장애의 차이점과 유사점

스타라닐과 코프랜드 그리고 슬라브킨의 도움을 받아 이 복잡하고 혼란스러운 질환인 섬유근육통증후군과 턱관절 장애의 유사점과 차이점을 다음과 같이 정리해보았다.

턱관절 장애	섬유근육통증후군
남성보다 여성에게 주로 발생하는 지속적인 통증: 연령이 높을수록 발생률은 낮아진다.	남성보다 여성에게 주로 발생하는 지속적인 통증: 연령이 높을수록 발생률이 높아진다.
턱관절 장애 환자의 18.4%가 섬유근육통증후군 역시 앓고 있다.	섬유근육통증후군 환자의 75%가 턱관절 장애 역시 앓고 있다.
신경과 근육 둘 다 영향을 받게 된다.	신체의 화학적 조성의 균형이 깨져 발생하게 된다.
통증은 근막의 통증유발점에서부터 특정한 지역, 특히 머리나 목, 어깨로 전이된다.	신체 전체에 있는 11개에서 18개 압통점의 통증과 신체 전반에 걸친 통증이 나타난다. 종종 근막 압통점의 통증 역시 나타난다.
특정 부분에서 특정 통증이 나타난다.	몸의 전 부분에 걸쳐 통증이 발생한다.

다음은 턱관절 장애와 섬유근육통증후군의 공통된 증상을 나열한 것이다. 이것을 보면 환자의 진단과 치료에서 왜 의사나 치과의사가 그렇게 혼란스러워하는지 이해할 수 있을 것이다.

- 지속적인 피로감
- 가쁜 호흡
- 두통
- 무릎과 무릎 아래 다리와 발의 통증
- 손가락 감각 저하

- 골관절염
- 눈의 통증
- 근심, 불안
- 우울증
- 귀의 통증
- 원인을 알 수 없는 치통
- 청력 감소
- 어지러움(현기증)
- 귀의 윙윙거리는 소리

턱관절 장애에서는 흔히 나타나지만 섬유근육통증후군 환자에게는 나타나지 않는 증상은 다음과 같다.

- 턱관절 주변에서 잡음이 느껴짐
- 입을 여닫을 때 턱관절이 어긋나거나 둔탁한 소리가 남
- 입을 여닫을 때 갑자기 턱관절이 고정되어 움직이지 못함
- 턱관절 통증
- 입을 완전히 벌리지 못함
- 이 악물기

만약 턱관절 장애 증상과 섬유근육통증후군 증상이 함께 있다면, 앞에 소개한 스타라닐과 코프랜드의 책을 읽어보기를 권한다. 그리고 당신 주치의나 치과의사에게 치료가 더 진행되기 전에 상담을 요청하는 것이 좋다.

이러한 증상들의 상호혼융(commingling)은 적절한 진단을 어렵게 할 뿐 아니라 현재의 특화된 치료들이 왜 증상 개선에 도움이 되지 않는지 설명할 수 있게 해준다. 분명 이것은 의학적 문제이기 때문에 치과의사들은 턱관절 장애가 섬유근육통증후군과 연관이 있음을 결정하려면 매우 신중해야 한다. 섬유근육통증후군은 아주 복잡한 질환이다. 또 전문의의 세심한 임상적 진단이 필요한 다양한 증상이 공존하는 질환이다.

따라서 이러한 문제들을 해결하려면 유능한 팀으로서 접근이 필요하다. 스타라닐과 코프랜드의 책이 하루빨리 의료 전문가들에게 널리 읽히기 바란다. 당신에게 어떤 문제가 있든 '종합 건강 프로그램'이 당신의 회복을 도울 것이다.

09 스플린트(교합상) 장착

실제로 입안에 사용하는 스플린트를 해야 한다는 처방을 받았거나 지금 그것을 하고 있다면 당신은 그 장치물이 어떻게 작용하는지 알아야 한다. 만약 스플린트가 적절히 균형 잡히게 제작되지 않았다면 그것이 오히려 해가 될 것이다.

나는 그동안 부적절한 스플린트로 오히려 상태가 나빠지는 환자를 여럿 보아왔다. 심한 경우에는 수술 외에는 대안이 없기 때문에 치과의사들은 외과의사(한국의 경우 구강악안면외과 전문의)에게 의뢰하게 된다. 이러한 일은 절대 일어나서는 안 된다. 하지만 다행인 것은 당신이 그 스플린트가 어떻게 작용할 것이며, 그것이 어떤 느낌이 나야 하는지를 이해할 수 있고 정확한 정보를 가지고 있다면 성공적으로 치료하기 위한 중요한 역할을 할 수 있다는 점이다.

치과의사가 진찰한 후 턱관절 장애를 상담하기 위해 내게 의뢰한 그레이(Gray, 54세)는 직업과 관련한 손상을 입은 경험이 있는 목수였다. 그의 주요 증상은 때때로 오른쪽 턱의 통증이 심해지는 것이었다. 그는 입을 크게 벌리려고 할 때마다 심한 통증을 느꼈으며 음식을 먹는 것조차 어려운 일이었다.

그레이는 피로와 연하곤란, 다리 근육의 경련과 저림, 손가락의 무감각과 두통, 청력 저하, 불면 등을 호소했다. 턱 근육이 저린 현상은 아침에 일어날 때 주로 나타났다. 그는 이를 악무는 습관이 있었고 턱관절에서 뚝뚝거리는 잡음이 들렸다. 또 그는 1974년과 1991년에 등 수술을 받은 적이 있는데, 등 위와 아래의 통증을 호소하였다.

그레이는 전형적인 턱관절 장애 환자의 양상을 보였다. 또 머리와 목의 근막통과 턱관절 내부의 장애가 있었다. 즉시 그레이를 위한 스플린트를 제작했고, 종합 건강 프로그램을 소개해주었다.

[그림 9-1]을 보면 그레이에게 사용한 스플린트의 형태를 볼 수 있다. [그림 9-2]는 기구를 사용하기 전과 사용한 후 옆모습을 보여준다. 이 그림에서 당신은 스플린트의 도움으로 최적의 위치에 턱이 있는 옆모습에서 상태 변화와 개선에 주목해야 한다.

물론 턱관절 장애에 사용하는 스플린트의 종류는 매우 다양하다. 각각의 치과의사들이 선호하는 것이 있기도 하고, 그 상황에서 그 스플린트를 적용하는 분명한 이유도 있다. 나는 지금 어떤 스플린트가 가장 좋은지 논하려는 것이 아니다. 더욱 중요한 것은 모든 치과의사가 스플린트를 가장 정확하고 균형 잡히게 만들 수 있는 것이 아니라서 때로는 스플린트 장착으로 오히려 문제가 생기기도 한다는 것이다.

스플린트(교합상)란 무엇인가

스플린트(splint)란 환자 개개인의 치아 상태에 맞추어 임의로 제거가 가능한, 윗니나 아랫니를 둘러싸는 플라스틱 판이다. 스플린트는 턱뼈 위치조정용 교정장치로 '교합상'*이라 불리는데, 어떤 스플린트는 치아 전체를 커버할 수 있고 어떤 것은 윗니나 아랫니 일부만 커버할 수도 있다.

어떤 스플린트가 최고인지에 대한 의견은 치과의사마다 다르다. 하지만 스플린트 종류에 상관없이 모든 스플린트 장치는 턱관절

* 스플린트를 한국어로 '교합상'이라고 하며 안정위교합상, 피봇형, 전방전위형교합상 등으로 분류한다. 상악(윗턱)과 하악(아래턱)에 끼울 수 있게 제작할 수 있으며, 적용기준에 따라 치과의사가 선별하여 사용한다. –옮긴이

장애 치료에서 다음과 같은 이유로 사용된다.

- 턱관절 장애의 통증을 완화해준다.
- 턱관절의 치료를 도와준다.
- 이를 악무는 습관을 없애는 데 도움을 준다.
- 아래턱을 아래쪽과 앞쪽으로 돌려줌으로써 턱관절에 있는 문제를 완화해준다.
- 필요할 경우 후방 치아를 움직이기 편하게 해줌으로써 치료 완결 시 턱뼈의 과상돌기를 좀더 편안하고 자연스러운 위치로 안정화해준다.

치아가 돌에 박혀 있는 것이 아니기 때문에 매일매일 혹은 매주 치아가 움직일 수 있다는 점을 이해하는 것은 매우 중요하다. 이를 악무는 등 나쁜 습관은 이러한 운동을 곤란하게 만들 수 있다. 스플린트 장치물은 아래턱 운동을 부드럽게 해줌으로써 치아가 필요한 만큼 움직일 수 있게 만들어준다.

스플린트는 어떤 사람이 장착해야 하나

1장에서 턱관절 장애를 일으키고 조장하는 원인을 배웠다. 턱관절 장애 환자의 문제는 크게 두 가지다. 하나는 턱관절강 내부의 구조적 변화(대표적으로 관절원판(디스크)의 위치변화에 따른 관절잡음, 개구량 감소, 입 벌릴 때 걸림 등)에 의한 문제이고 다른 하나는 턱관절의 위치변화에 따라 연관통을 유발할 수 있는 통증유발점에 의한 목과 머리 부위의 근막통이다.

- 부정교합: 뼈의 어긋남이나 치아 손실, 턱이 과도하게 닫혀서 생기는 치아 마모, 큰 하품처럼 지속적으로 입을 벌리고 있는 것 등으로 인한 부정교합 상태
- 외상: 크게 두 가지로 나눌 수 있으며 교통사고, 운동 등 큰 외상과 자주 반복되는 작은 외상이 축적되어 나타날 수 있다. 머리, 얼굴, 턱이나 목의 외상 손상(꼭 최근의 일이 아닐 수도 있고 다른 손상에 가려진 2차 손상, 경미한 경추염좌(whiplash accident)) 등
- 악습관: 껌을 씹는 등 이를 악물게 되는 나쁜 습관, 너무 단단하거나 질긴 음식물을 섭취할 때 습관, 목이나 등을 지나치게 신장하는 활동, 턱고임, 불량한 자세, 바이올린 등 악기, 엎드려 자기

근막통은 턱관절 장애의 가장 흔한 형태이며, 종합 건강 프로그램을 따름으로써 치료할 수 있다. 이런 경우 환자들에게는 스플린트 장치물이 필요하지 않다.*

물론 관절강내 이상이 진단의 한 부분이 될 때 스플린트는 치료 과정에 필요할 수도 있다. 관절강내 이상이란 아래턱 과상돌기와 위턱이 맞닿는 부분의 디스크가 어긋난 상태를 말한다. 기억을 되살리기 위해 [그림 1-1]을 다시 보는 것도 도움이 될 것이다. 관절 간격을 엄격히 3mm로 유지하는 것이 성공적인 치료를 위한 목표가 된다.

스플린트는 어떻게 작용하나

당신에게 처방된 스플린트 종류에 상관없이 기억해야 할 중요한 것은 스플린트가 도움이 되려면 적절한 위치에 자리 잡아야 한

* 턱관절 장애는 근본적으로 치아들의 관계인 교합이 가장 크고 빈번한 이유로서 반복적이지 않은 일시적 외상에 따른 근막통일 경우 원인이 없어지면 저절로 나아져야 하는 것이 원리로 저자가 권하는 방법이 도움을 줄 수는 있다. 그러나 치아나 뼈와 관련된 원인의 경우에는 근막통을 치료해도 원인이 제거되지 않았기 때문에 일시적으로는 치료된 것 같아도 장기적으로 재발할 수밖에 없으며 반복된 재발로 턱관절 내부의 해부학적 구조가 너무 심하게 변하거나 통증이 심해져 부득이 수술할 수밖에 없는 안타까운 경우도 있어 턱관절 내외부 형태, 치아의 배열과 상하관계인 교합을 기초로 하는 정확한 진단과 치료가 꼭 필요하다. –감수자

다는 것이다. 적절한 위치란 일률적으로 정해져 있는 것이 아니다. 턱관절은 각각 환자에게 최적의 위치(physiologic rest position)에 있어야 하며 그래야만 턱관절의 작용도 최상을 유지할 수 있다.

만약 스플린트가 적절하게 위치되었다면 턱관절 근육들이 안정적으로 이완됨을 느낄 수 있을 것이다. 물론 처음에는 스플린트가 불편하게 느껴질 수 있지만, 곧 적응하고 편안함을 느낄 수 있다. 만약 스플린트가 어색하게 위치하고 있다면 근육이 수축되어 언젠가는 경련을 일으키게 될 것이다. 그 결과 그러한 위치가 습관화되어 통증이 지속된다.

내가 지난 20년 동안 턱관절 장애 치료에 사용해온 스플린트는 하악재위치 정형장치(MORA, mandibular orthopedic repositioning appliance)라는 것이다(그림 9-1). 이것은 아래턱 치아의 후면만 잡

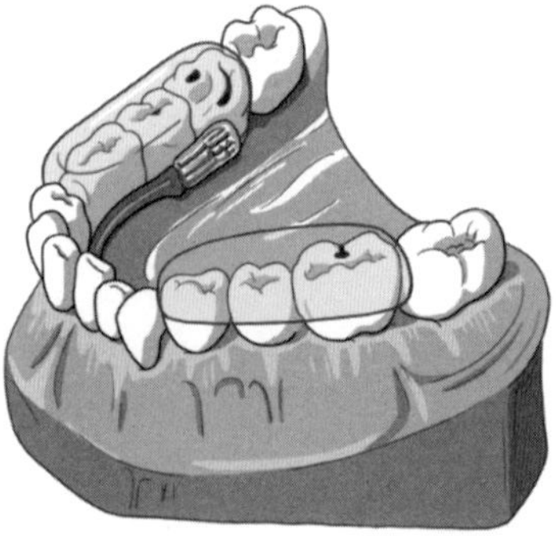

[그림 9-1] 하악재위치 정형장치(MORA)

아주는 스플린트다.*

나는 환자들의 두 번째 어금니가 솟아나오도록 양쪽의 뒤쪽 어금니를 드러나게 한다. 치아는 반대편 치아와 맞닿을 때까지 자라는 성질이 있다. 만약 그것이 가능하다면 턱뼈의 과상돌기가 더는 위쪽과 뒤쪽으로 힘을 받지 않게 될 것이다. 그 대신에 과상돌기를 아래쪽과 약간 뒤쪽으로 움직인다면 상부에 디스크가 원하는 위치로 되돌아갈 공간을 남겨둘 수 있다.

만약 이러한 위치잡기가 가능하다면 좀더 안정적으로 느껴질 것이다. 하지만 이를 악무는 일을 계속한다면 절대 안정적으로 고정될 수 없다.

하악재위치 정형장치(MORA)는 이것을 설계한 해럴드 겔브 박사에 따르면 여러 가지 이점이 있다.

- 제작에 시간이 많이 걸리지 않고 교정이나 보정이 손쉽다.
- 환자의 증상을 빠르게 호전시킨다.
- 턱의 딸깍거림이 없어진다.
- 환자 옆모습이 개선된다.
- 치료 자체가 가역적이다(치료 이전으로 되돌릴 수 있다).

* 스플린트 형태는 환자와 시술자에 따라 달라질 수 있으며, 최근에는 위턱에 교합안정 장치물을 장착하는 추세다. –감수자

• 효과가 없다면 치아 손상 없이 제거하는 것이 가능하다.

[그림 9-2]는 이 장 앞에서 언급한 그레이의 옆모습이다. 옆모습이 보기 좋게 개선된 점을 주목해보자. 아래턱이 아래쪽, 앞쪽으로 당겨졌고 턱관절 장애 증상이 사라졌으며 옆모습만큼이나 음식을 씹는 데도 개선된 모습을 보였다.

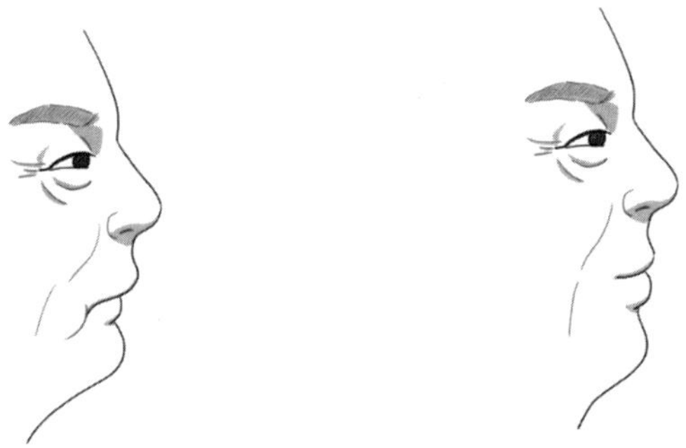

[그림 9-2] 그레이 씨 옆모습(실제 사진을 활용함)

일단 최적의 턱 위치를 결정하게 되면 스플린트는 턱관절 치료 과정에 적절한 도움이 된다. 앞서 말한 종합 건강 프로그램에 포함되어 있는 적절한 운동과 행동교정을 병용하는 것이 치료 성패를 결정한다.

이러한 프로그램에 참여해 가시적 효과를 보았다면 평소에는 스플린트를 제거하고 잘 때만 주로 사용하라고 권할 것이다. 물론 이런 상황으로 발전하려면 처방된 운동과 습관 교정을 병행해서 건강한 습관을 들이는 것이 중요하다.

스플린트를 사용할 때 기억해야 할 것은 과상돌기가 통증이 없는 위치에서 작용할 수 있게 하는 것이다. 스플린트는 잠자는 동안 아래턱이 뒤쪽이나 옆으로 빠지지 않게 도와주며 뒤쪽 어금니의 정상적 성장을 돕는다.

통증이 없는 상태에서 과상돌기의 작용이 가능하도록 하는 것이 목표이기 때문에 영구적으로 해결하기 위해 가능하다면 치아교정이나 보철물 사용도 필요할 수 있다. 다시 말해서 기능적인 면뿐만 아니라 미용적인 면에서도 만족할 만한 결과를 내려면 치아를 움직여야(교정) 할 필요도 있다는 말이다. 보철치료는 크라운(crown)이나 브리지(bridge) 혹은 치아가 없는 경우에는 틀니까지도 포함한다.

당신을 치료하는 치과의사는 내가 처방한 것과 다른 스플린트를 사용할 수도 있다. 이것은 만약 당신이 그 과정을 볼 수 있고, 증상이 개선된다면 아무런 문제가 없다. 프릭튼(Fricton)은 물리치료나 행동교정, 스트레스 조절과 영양상담 등의 다른 치료와 병행될 때 스플린트 장착 치료가 더욱더 효과적이라고 제안한다.

턱관절 장애에 주로 사용되는 스플린트는 다음과 같이 불리기도 한다.

- 위턱뼈 고정용 평면 스플린트
- 아래턱뼈 위치 조절용 스플린트(MORA와 유사): 어금니의 정상적 성장을 돕는다.
- 판막 두 개로 치아를 고정하는 전면 치아 고정용 스플린트: 어금니의 성장을 돕는다.

동료인 윌리엄 슈타인(William Stein) 박사에게 턱관절 장애 시 사용하는 기능성 보장구에 대해 물었을 때 그는 다음과 같이 설명해주었다.

"치아나 턱의 기형적 형태가 문제가 되는 턱관절 장애의 경우 치과의사들은 종종 기능성 정형장치를 스플린트 장착 대신 사용하기도 한다. 이러한 기능성 보장구들은 다양한 형태로 디자인할 수 있고, 턱관절 이상을 근본적으로 교정하기 위한 고정장치로 기능하는 동시에 환자들을 통증에서 벗어날 수 있게 해서 시간과 비용을 절약해준다.

기능성 보장구가 기형적 형태를 어느 정도 개선하지만, 경우에 따라서는 스플린트 장치를 추가로 사용하여 마무리해야 한다. 단순한 스플린트 고정장치보다 기능성 보장구가 치료기간을 크게 단축한다."

어떤 것이 당신에게 가장 좋은지 결정내리기 전에 일리노이대학교 치과대학 구강안면통증연구소 책임자인 찰스 그린 박사의 다음과 같은 견해를 참고하면 좋을 것이다.

- 스플린트는 턱관절 장애 영역에서는 최선의 선택일 수도 있고, 최악의 선택일 수도 있다. 종류에 따라서는 50년 이상 사용된 것도 있다. 환자 수천 명이 스플린트를 이용함으로써 확실한 효과를 본 것은 사실이다. 하지만 불행히도 스플린트를 사용하여 비가역적인 유합과 턱의 위치 고정 같은 부정적 결과를 나타낸 환자들 또한 그 비율이 상당히 높은 편이다.
- 현재 권위자들은 대부분 스플린트 장치물을 관절 부하를 줄여 근육을 이완하는 치료(턱관절을 형성하는 많은 조직을 손상할 수 있는 외력을 줄여줌)와 증상을 전체적으로 완화하기 위해서 일시적인 방법으로 사용할 것을 권고한다.
- 스플린트를 사용하는 데 첫 번째 룰은 '어떠한 해도 주지 않게 하는 것'이다.

이제 스플린트 장치물 치료의 짧은 과정을 마쳤다. 스플린트 장치물 장착이 턱관절 장애에 대한 유일한 치료법이 될 수는 없다는 사실을 명심하라. 최상의 치료 결과를 보려면 종합 건강 프로그램에 충실해야 한다.*

---

* 저자가 소개한 교합상(스플린트)의 기본 이론과 개념에는 이론이 없으나 저자는 교합상을 이용한 여러 가지 방법 중 하나를 중점적으로 소개한 것으로, 치료를 위한 교합상과 안정을 위한 교합상으로 나뉠 수 있다. 두 종류 모두 근육통 등의 증상 완화와 소실에는 정도 차이는 있으나 효과가 있다. 그러나 일반적으로는 치료용 장치를 끼운 후에는 상당 기간 일반적으로 장치를 장착했던 기간만큼 안정시켜야 재발 위험성이 매우 낮아지는 것으로 알려져 있다. -감수자

10 턱관절 장애에 유용한 치료법

현재 턱관절 장애가 있는 환자들을 치료하는 데 유용한 것으로 밝혀진 치료법은 다양하다. 여기에 소개하는 치료법은 내가 치료했던 환자들에게 적용한 방법들 중 몇 가지를 간단하게 정리한 것이며, 실제로 환자들에게 도움이 되었던 방법이기 때문에 독자들에게 마음 편히 소개할 수 있다.

하지만 이것들 역시 치료에 고려할 수 있는 다양한 방법 중 하나일 뿐이다. 아마도 주치의에게 다양한 치료법을 소개받을 것이다. 그것들 중 어떤 것이 가장 적합한 치료인지 선택하는 것은 결국 당신 몫이다.

종합 건강 프로그램에 입각해서 여러분이 선택할 수 있는 치료를 소개하면 다음과 같다.

- 물리치료(physical therapy): 광범위한 치료방법
- 근막이완법(myofascial Release): 통증이 매우 심한 경우와 다른 치료들이 부담스러운 경우
- 근치료요법(myotherapy, 마사지요법): 집에서도 가능한 치료
- 척추지압요법(Chiropractic, 카이로프랙틱): 이 치료법을 시행하는 척추지압요법사는 근막통증유발점에 대해 충분히 숙지해야 한다.
- 요가(Gentle yoga): 평생 운동요법의 하나로 활용 가능
- 바이오피드백(Biofeedback, 생체자기제어법): 통증이 매우 심하거나 다른 치료가 실패한 경우
- 발치료(Podiatry treatment): 발의 어떤 문제가 당신 상태에 영향을 준다고 판단되는 경우

물리치료

턱관절 장애가 있는 환자 치료에 물리치료사는 매우 중요한 역할을 할 수 있다. 턱관절 장애는 머리, 목, 어깨, 턱관절은 물론 많은 경우 몸 전체에 영향을 미치게 된다. 따라서 물리치료사가 해줄 수 있는 치료방법이 턱관절 증상 완화에 많은 도움을 줄 수 있다.

2장에서 물리치료사 마리아노 로카바도가 제안한 중요한 턱관절 운동에 대해 읽었을 것이다.

다음에 소개하는 것들은 물리치료 클리닉에서 할 수 있는 부가 치료법이며, 갑자기 통증을 느끼는 경우 처방될 수 있는 방법이다.

- 냉찜질(얼음): 염증을 줄여준다.
- 근막이완법: 근육의 통증유발점을 풀어준다.
- 관절운동: 관절의 운동범위를 늘려준다.
- 초음파치료: 통증 부위에 통증이 없는 초음파를 직접 쏘이면 염증을 줄이고 혈액순환을 증가시킨다.
- 전기자극: 근육의 경련을 줄이고 순환을 돕기 위해 부드럽고 통증이 없는 전기자극을 준다.
- 이온이동법: 전기자극을 이용하여 심부에 열을 발생시켜 치료를 촉진한다.
- 운동: 수축된 근육을 운동으로 원래 길이로 환원시킨다.

만성 통증에 사용 가능한 물리치료법

- 온찜질(건, 습): 근육의 경련을 풀어주고 혈액순환을 촉진한다.
- 근막이완법

- 마사지: 단단한 근육을 풀어주고 혈액순환을 촉진한다.
- 관절운동
- 초음파: 통증 부위에 초음파를 쪼여 부종과 염증을 줄이고 혈액순환을 증가시킨다.
- 운동
- 필요한 경우 물리치료사와 상의하여 인접 타과와 상담한다.

때로는 물리치료사가 전신을 평가해 아래와 같은 운동처방을 할 수도 있다.

- 근력과 유연성을 기르기 위한 안정운동
- 잘못된 자세 교정
- 깊은 횡격막호흡법
- 긴장 완화와 스트레스 대처법 교육

근막이완법

우리는 1장에서 근막의 중요성에 대해 알아보았다. 라네즈(Rarnes)는 근막에 대해 다음과 같이 설명했다.

"근막이란 머리에서 발끝까지 방해받지 않고 3차원 구조로 뻗어 있는 질긴 결합조직을 말한다. 근막은 모든 근육과 뼈, 신경과 혈관, 모든 세포단위까지 장기를 둘러싸고 있다. 따라서 사고나 자세, 염증 등으로 인한 근막시스템(fascia system)의 기능부전은 근막 결합에 주름이 생기게 하며 그 결과 신경과 근육, 뼈와 장기에 비정상적 압력을 가하게 된다."

근막 구조가 3차원적이기 때문에 그것의 기능에 문제가 생기면 매우 큰 압력을 야기하게 되며(제곱인치당 2,000파운드) 통증을 유발하게 된다. 이 경우 오로지 근막이완법만이 압력을 줄여줄 수 있다.

근막이완법은 물리치료사나 주치의, 치과의사, 척추지압요법사나 기타 턱관절 장애를 다루는 의료인에게는 비교적 새로운 유용한 치료법에 속한다. 물리치료사인 존 바네스는 근막이완법을 개발한 당사자로 이 치료법에 대해 다음과 같이 정의했다.

"근막이완법은 몸의 조직 깊이 효과를 내는 매우 부드럽고 온화한 이완법이다. 근막이완법은 인간의 구조를 평가하고 치료하기 위한 전신적인 방법이다. 치료자는 근막 제한이 있는 부위를 결정하기 위해 근막시스템을 평가해야 한다. 그리고 치료자는 그 제한되어 있는 근막의 방향으로 부드러운 압박을 가해야 한다."

근막이완법은 섬유근육통이나 경추부염좌(whiplash) 그리고 턱관절 장애가 있는 환자에게는 최적의 방법이다. 근막이완법은 감정적 요소도 많이 관여하기 때문에 이 치료법이 필요한 환자들의 우울증을 파악하여 필요한 경우 해당 분야의 조언을 받게 해주어야 한다.

근치료요법

근치료요법은 근막의 통증유발점에 대한 압박과 부드러운 마사지, 통증을 경감하기 위한 특별한 운동과 긴장 완화, 운동범위와 혈액순환 개선 등이 결합되어 근육의 통증을 줄여주는 시스템을 말한다.

마사지요법이라고도 할 수 있는 이 치료법은 앞서 소개한 보니 프루덴이 개발했으며, 저서 《통증 없애기: 보니 프루덴 요법(Pain Erasure: The Bonnie Prudden Way)》에 자세히 기술되어 있다. 이 책은 통증유발점을 찾고 약 7초간 압박으로 통증유발점의 감각을 낮추며 특수한 운동으로 재활성화를 막는 방법을 제공한다.

현재 많은 물리치료사나 척추지압요법사가 근막이완법을 사용하고 있고, 마사지요법사들도 훈련을 받아 전국에서 시행하고 있다. 만약 이것을 혼자 시행해보고 싶다면 보니 프루덴 책에 나와 있는 비전문가를 위한 지침을 참고하기 바란다.

척추지압요법

척추지압요법은 카이로프랙틱(chiropractic)이라고도 하며, 질병에서 신경계의 비정상적 작용의 결과를 고려하는 치료 시스템이다. 이 분야 연구에서는 미네소타주에 사는 동료 데일 헐트그렌(Dale Hultgren) 박사의 주관적 견해를 들을 수 있었다. 그 내용은 다음과 같다.

> 지난 세기에 척추지압요법을 창시한 팔머(Palmer)는 "신경계를 자극한 결과 통증과 무감각, 경련과 마비 또는 몸의 다른 부분의 기능에 붕괴를 초래한다"라는 이론을 펼쳤다. 전통적인 과학은 그의 가설이 맞았음을 증명하고 있다. 뇌와 신경계가 몸 전체 기능을 조절한다는 이론을 받아들이는 것은 이제 엉터리 의사 취급을 받는 일이 아니다.
> 척추지압요법은 신경을 자극하는 척추의 잘못된 배열을 보정함으로써 건강을 유지할 수 있음을 강조한다. 여느 분야처럼 척추지압요법도 치료 방법이 지속으로 개선되고 수정되어왔다. 어쨌든 기본 가설은 신경계가 몸 기능을 조절한다는 것이고, 그것은 신경계에 대한 어떤 간섭도 몸의 잘못된 기능을 야기할 수 있다는 것으로서 1895년 이야기된 것과 동일하다.

그렇다면 어긋난 척추를 발견하고 바로잡는 방법에서는 무엇이 변했을까? 척추를 바로잡는 방법으로 손만 사용하는 전통을 고수하는 그룹과 그 이외에 시대에 따라 소개되어온 다양한 물리치료 기법을 활용하는 그룹으로 나뉘어 있었다. 오랫동안 이 두 그룹은 상반되는 주장을 공고히 고수해왔지만 현재는 둘 사이에 큰 차이가 없어지고 서로 상대편의 방법을 수용하고 있다.

근막통에 대해 공부한 척추지압요법사들은 근막의 통증유발점이 있는 환자들 치유에 대단한 기여를 할 수 있다. 척추지압요법사들은 몸 전체에 대한 지식이 있고 신체 전체에서 어떻게 근육의 통증유발점을 찾아야 하는지 알고 있다. 또 그들은 통증유발점을 없애고 근육을 이완하기 위해 연조직을 다룰 수도 있다. 통증유발점을 치료에 이용하거나 근치료요법을 수축해 있는 근육을 이완하는 데 이용하기도 한다. 척추지압요법사들은 물리치료 부분에서 다루었던 많은 치료법을 이용하는데 특히 얼음찜질, 온찜질, 전기자극, 초음파 그리고 필요하면 관절교정을 하기도 한다.

가벼운 요가

요가의 형태는 매우 다양하기 때문에 '가벼운 요가(gentle yoga)'를 턱관절 장애가 있는 환자들에게 선호하는 치료법으로 추천한다. 하타요가(Hatha yoga)는 관절을 유연하게 하고 근육과 인대의 스트레치를 도와주는 일련의 운동요법이다. 완전한 한 세트로서 요가는 각각의 관절을 최대 운동범위까지 움직여주고 모든 주요 근육을 스트레치해준다. 또 적절한 호흡법도 동시에 가르친다.

요가 운동은 자세에 중점을 맞추어 어떤 자세는 몇 분 동안 그 자세를 유지해야만 스트레치로 얻을 수 있는 최대 효과를 볼 수 있기 때문에 각각의 자세를 정확히 수행하는 것이 매우 중요하다. 따라서 적절한 기술을 익히려면 시작단계에서부터 수준 있는 지도자에게 지도를 받는 것이 필요하다.

요가로 효과를 얻기 위해 당신이 반드시 최상의 신체 상태를 유지해야 할 필요는 없다. 또 나이제한도 없고, 당신만의 공간에서 수행할 수도 있다. 그러나 요가로 매순간 조금씩 신체가 이완되는 자신을 발견할 수 있을 것이다. 요가는 질병상태나 노화의 많은 증상을 되돌려놓는 데 기여한다. 좀더 많은 설명을 알고 싶으면 6장을 보라.

바이오피드백

바이오피드백(biofeedback, 생체자기제어)은 환자들에게 영향을 미치고는 있으나 정작 알지는 못하는 것들, 예를 들면 혈압이나 심박수, 턱의 긴장도 같은 것들을 측정하기 위해 전기적 모니터 기계를 이용하는 것을 말한다.

이 치료법은 이완기술을 가르쳐줄 뿐만 아니라 생리적 활동도 조절할 수 있게 도와준다. 따라서 바이오피드백은 턱관절 장애 환자에게 이완 반응을 강화해줄 뿐만 아니라 이를 악물거나 이갈이 등 나쁜 습관이 근육운동에 어떤 부정적 영향을 주는지에 대한 정보까지 제공해 유용하게 이용할 수 있다.

발치료

몇 년 전 트라벨 박사와 사이먼 박사는 '허리와 다리의 근막통증과 기능부전'에 대한 심포지엄의 특별 강연에서 턱관절 장애 환자에서도 '발(feet)'의 중요성을 강조했다. 당시에는 치과의사가 이런 하지와 발에 관심을 두는 것이 생소했다. 그러나 턱관절 장애와 함께 다리와 발에 이상이 있는 환자들이 하지에 있는 문제를 치료한 뒤 턱관절 장애도 치료되는 것을 경험한 치과의사들이 여럿 있음을 확인했다. 이를 바탕으로 환자 치료에 임한 결과 치료 성과는 더욱 좋아졌다.

발질환과 턱관절 장애의 관계에 대해 연구하던 중 뉴햄프셔에서 발질환 전문의로 활동하는 하워드 다난베르그(Howard J. Dananberg) 박사의 발과 걸음걸이에 대한 연구 논문을 보았다. 그가 연구 논문에서 밝힌 내용을 일부 소개하면 다음과 같다.

> 티눈이나 엄지발가락의 염증, 발바닥 아치의 손상, 조갑함입증과 같은 통증은 발을 무리하게 사용할 때 잘 생기며 쉽게 발견된다. 그러나 한편 걸음걸이와 관련해서 생기는 질환 중 발에 직접 나타나는 문제처럼 바로 드러나지 않는 것들이 있다. 예를 들면 무릎이나 엉덩이, 등 쪽의 통증이나 관절염, 턱관절 장애 등 발과 멀리 떨어져 있는 곳에 생기는 증상의 원인이 엄지발가락강직증(FHL, functional hallux limitus, 족무지강직증)인 것으로 밝혀졌다. 엄지발가락강직증은 발에서 발가락이 갈라지는 부위에 있는 관절 이상으로 걷기 위해 반드시 굽혀야 할 관절이 굽혀지지 않는 상태를 가리킨다.

다음은 다난베르그 박사가 잘못된 걸음걸이로 유발되는 증상을 요약해놓은 것이다. 다음 표에 기술된 어떤 문제들을 경험한 적이 있다면 발질환 전문가에게 진료를 받을 필요가 있다.

걸음걸이 모양	징조	잠재적인 문제점
정상		
발뒤꿈치-발가락 순서로 걷는다. 적절한 균형으로 걸음을 내딛고 보행을 편하게 한다. 발끝이 앞을 향하거나 살짝 바깥쪽을 향한다.	신발 밑창이 고르게 닳는다.	나쁜 자세로 인한 문제점이나 등이나 다리의 욱신거림이 조금 있다.
발가락이 바깥으로 향함(Toe-out)		
어기적거리는 형태의 오리걸음. 찰리 채플린의 걸음걸이	신발 밑창 뒤꿈치 부분의 뒤쪽/바깥쪽이 닳는다.	무릎 안쪽의 통증, 엄지발가락 안쪽의 염증, 무릎의 관절염, 요통(low back pain)
발가락이 안쪽으로 향함(Toe-in)		
비둘기 걸음걸이. 걷는 동안 슬개골이 안쪽으로 향하게 된다. 대부분 보폭이 좁다.	신발 밑창 앞쪽의 바깥쪽 부분이 닳는다. 발목을 삔 적이 있을 수 있다.	엉덩이관절과 발목관절의 통증. 때로는 관절염으로 발전할 수 있다.
발가락 끝으로 걷기(Toe walk/Bob Gait)		
발꿈치를 닿지 않게 걷는 걸음걸이	발가락 주변에 굳은살이 심하게 생긴다.	다리 통증, 종아리 통증과 허리 통증의 가능성이 있다.
구부정하게 걷기(Stooped Gait)		
등을 구부정하게 하고 발을 질질 끌며 걷기	자세가 나쁘다. 어깨를 둥그렇게 하며 처지고, 머리도 앞쪽 아래로 기울어져 걷는다.	만성적인 허리 통증이 있으며 조금만 걸어도 쉽게 지친다. 이런 자세의 노인들은 서 있는 것 자체가 상당히 불안정하다.
흔들거리며 걷기(Sway Gait)		
상체나 엉덩이를 뽐내듯 흔들며 걷는 자세. 영화배우 존 웨인의 으스대며 걷는 자세	걸을 때 머리가 양옆으로 심하게 움직인다.	자세가 불안정하며 턱관절 장애, 허리 통증, 서 있을 때 통증을 느낄 수 있다.

※ 하워드 다난베르그(Howard J. Dananberg)의 《새로운 몸(New Body)》에서 발췌

문제가 있는 걸음걸이 대부분에서 근막통증유발점이 나타나는 경우가 많다. 따라서 턱의 통증이 발에서 시작된 것일 수도 있다. 턱관절 장애에 대해 공부하다보면, 머리끝에서 발끝까지 살펴보는 방법을 터득하게 될 테고, 턱관절 질환에 대해 곰곰이 생각하며 그 원인을 찾아낼 수도 있을 것이다.

이 책을 읽은 여러분이 평생 건강을 위해 계획을 세울 때, 그 누구도 대신해줄 수 없는 자신의 중요한 계획이기 때문에 이 책에서 내가 제공한 정보와 이를 받아들이고 삶의 한 부분으로 만들어 도움을 받았던 내 환자들의 자취를 따라 여러분도 좋은 결과를 얻기 바란다.

Part 3

턱관절 장애와 양악수술, 임플란트

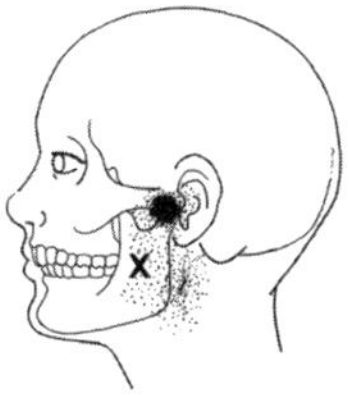

11 턱관절 질환의 진단과 치료

턱관절 진단과 감별진단

환자 자신이 턱관절 질환이라고 느낄 수 있는 증상으로 제일 흔한 것이 입을 벌리거나 다물 때 소리가 나는 것으로, 턱관절에 문제가 생긴다는 경고음이라고 생각하면 된다. 그러나 유감스럽게도 계속 소리가 나는 것도 아니고 통증도 별로 없기 때문에 대부분 방치한다.

소리 나는 빈도가 높아지고 소리도 커지다가 어느 순간 소리가 없어지면 입은 전보다 조금 덜 벌어져도(정상 손가락 3개, 손가락 2개로 개구량 감소) 좋아진 것으로 생각하는 경우가 많다. 그러나 이는 관절원판이 완전히 빠진 것으로, 소리가 날 때에 비하여 치료하기가 매우 어렵게 된 상황이다.

입을 벌릴 때 왼쪽이나 오른쪽으로 치우쳐 개구가 되거나, 턱관절·귀·관자놀이 부위의 통증, 편두통 또는 두통, 입을 벌리거나 다물 때 소리가 나고 걸리는 느낌이 있거나, 걸려서 잘 벌어지지 않고, 정면에서 볼 때 입을 벌리면서 왼쪽이나 오른쪽으로 삐뚤어지게 벌어지는 정도면 '턱관절 장애'라고 생각할 수 있다.

그러나 자세한 병력을 청취하고 부위별 세밀한 신체검진과 기초적인 검사로 1차 진단을 하고, 필요에 따라 잠재되어 있을 수 있는 심각한 질환을 감별·진단하기 위한 검사를 병행하는 것이 매우 중요하다.

비용이 많이 드는 MRI(magnetic Resonance Image) 촬영에 관한 질문을 많이 받는다. MRI를 이용하여 치료에 필요한 귀중한 자료를 얻을 수 있는 것은 사실이지만 그 자체가 치료하는 것이 아니라 자세히 진단하기 위한 참고자료이기 때문에 단순 턱관절 질환의 경우 위에 말한 병력청취, 검진, 간단한 검사만으로도 치료계획을 세울 수 있는 경우가 많다.

통증을 유발할 수 있는 턱관절 이외에 반드시 감별해야 할 질환으로 충치나 잇몸·치주질환에 의한 통증, 축농증 등의 다른 안면통증, 구강·비강·인후 등의 두경부 종양, 침샘에 생기는 질환이나 종양, 삼차신경통, 원발성 두통, 이차두통, 기타 전신질환에 따른 이차적 두통 등이 있다. 따라서 연령, 증상, 부위, 통증 정도, 기간, 고혈압, 당뇨, 그리고 바이러스 감염 여부 등을 고려하여 필요에 따라 정밀검사와 진단을 함으로써 통상의 턱관절과 반드시 감별하여 치료계획을 세워야 한다.

턱관절 관련 질환

1. 턱관절 통증
2. 턱관절원판장애
   ❶ 정복성 관절원판장애
   ❷ 간헐적 관절원판장애
   ❸ 비복원성 관절원판장애
3. 턱관절골관절염
4. 아래턱의 탈구
5. 류머마티스성 턱관절염
6. 외상에 의한 하악과두골절

저작근 장애

1. 국소적인 근육통증
2. 근막통증
3. 근경련

턱관절 환자의 치료

치료를 시작하기 전에 급성인지 만성인지 감별하는 일이 매우 중요하다. 급성이거나 초기일 경우 원인을 찾아 그에 상응하는 대증요법만으로도 회복되는 경우가 많기 때문에 처음부터 돌이킬 수 없는 비가역적 치료를 고려하거나 시도하는 것은 금기사항이다.

대증요법으로 오징어 같은 질긴 음식을 피하거나 나쁜 습관을 버리고 물리치료, 약물치료, 장치치료 등의 가역적 치료를 하는 것이 바람직하다.

자가요법

관절과 근육의 안정

통증완화에는 안정이 가장 필요하므로 증상이 상당히 호전될 때까지 턱 사용을 최소화하고, 부드러운 음식을 먹는다. 입을 너무 크게 벌리거나 껌 같은 기호식품을 피하여 턱관절이나 관련 근육의 피로와 외상을 막아야 한다.

입을 크게 벌리거나 긴 시간 벌리고 있지 않기

신경치료나 보철치료, 사랑니 발치 등 긴장된 상태에서 긴 시간 치과치료를 받은 후 턱관절에 통증이 있고 장애가 생겼다고 호소하는 경우가 제법 많다. 증상이 경미하거나 숨어 있던 턱관절 질환이 나타나기 시작한 것으로, 단순히 장시간 개구로 인한 것이라면 휴식만으로도 증상이 없어져야 한다. 노래, 하품 등으로 입을 너무 크게 벌리는 것도 초기 턱관절 장애를 악화시키는 주요 요인이므로 피해야 한다. 하품할 때 손으로 가볍게 턱을 밑에서 받치면서 입 벌리는 정도를 줄이는 것도 효과적이다.

냉습포

냉습포는 해당 부위의 혈류를 감소시켜 통증을 줄이고 붓는 것도 진정시킨다. 얼음주머니나 차가운 수건이 없을 경우 차가운 캔이나 생수병, 아이스크림 등으로도 효과를 볼 수 있으나 욕심을 내어 계속 대고 있으면 오히려 역효과가 날 수 있다. 몇 분 간격으로 간헐적으로 해야 하며, 일반적으로 48시간 내지 72시간 동안만 냉찜질하고 그 후에는 부종을 줄여주는 온찜질을 해야 한다.

온습포

상품으로 나와 있는 찜질팩이나 따뜻한 물을 적신 수건, 따뜻한

캔이나 음료수병을 사용할 수 있다. 해당 부위의 혈류를 증가시켜 부기가 빨리 빠지게 하고 치유를 돕는다. 그러나 급성염증이 있으면 오히려 증상을 악화시킬 수 있기 때문에 삼가야 한다.

마사지

근육을 이완하기 위하여 가볍게 마사지하면 통증 완화에 효과적이며 근육에 혈류를 증가시켜 통증이 줄어들어 결과적으로 치유에 도움이 된다.

물리치료

고주파, 적외선, 전기자극요법 등의 물리치료를 할 수 있다. 물리치료만으로도 통증을 완화하는 효과를 볼 수 있지만, 자가요법이나 다른 치료들과 병행하면 더욱 효과를 얻을 수 있다.

심리상담과 치료

턱관절 장애 환자 중에서 극도의 긴장감, 스트레스, 우울증 등으로 이를 악물거나 자신감을 잃고 치료에 대한 불안감과 불안정을 호소하는 경우도 있다. 이때 인성검사나 정신과의사 상담을 받으면 턱관절 장애 치료에 실질적으로 도움이 된다.

약물이나 주사요법

턱관절 장애와 관련하여 사용되는 약물로는 진통제, 스테로이드제, 근이완제, 항우울제가 있으며 주사제로는 보톡스가 있다. 그러나 진통제를 제외하고는 각각의 약물이 전신에 미치는 영향이 크기 때문에 특성을 충분히 이해하고 전문가와 상의하면서 사용해야 한다.

급성인 경우 비스테로이드소염제가 사용되기도 하나 2주 이내에 국한된다. 근육이완제도 급성통증일 때 처방되기도 하나 전신에 미치는 영향을 충분히 이해한 뒤 사용해야 하며, 만성일 경우 효과가 없는 것으로 알려져 있다.

약물치료의 경우 약물의 부작용, 기존에 복용 중인 약과의 관계, 약물중독 등의 문제가 있을 수 있으므로 내과 또는 정신과의사의 자문과 협진으로 조정해서 사용해야 한다.

보톡스도 통증 조절 목적으로 턱관절 관련 근육에 주사하기도 하나 수개월이 지나면 약효가 소멸되기 때문에 반복해서 맞아야 효과를 얻을 수 있으며, 원인치료 없이 주사만 맞는 것은 주의해야 한다.

장치치료

수술이나 보철을 제외한 가역적·보존적 치료법 중에서 가장 역동적인 치료법으로, 아크릴소재로 만들어 상악이나 하악에 장착한다. 여러 가지 장치가 있지만 대표적으로 안정위교합상과 전방전위형교합상을 들 수 있으며, 장치하는 것만으로도 대부분 턱관절 장애에 효과가 있다. 물리치료, 약물치료 등과 병행하면 더욱 효과적으로 치료할 수 있다.

장치들은 관절을 안정시키고 치아를 보호하며 관련 근육을 편하게 해서 부수적으로 이갈이, 코골이, 수면무호흡증에도 다소 효과적이라는 보고가 있다. 또한 오랫동안 계속된 나쁜 습관으로 인한 근육의 비정상적 습관을 줄여주고 정상적인 턱관절 운동에 익숙하도록 유도함으로써 장기적으로 통증이 줄어들거나 없어지고, 저작기능을 높인다.

일부에서는 저작기능을 조절하는 고유수용기와 중추운동계까지 개선한다고 주장하기도 한다.

턱관절 질환과 전신마취 수술

턱관절 질환과 관련해 전신마취를 한 뒤 수술하는 경우는 다음과 같다.

❶ 교통사고 등의 외상으로 안면골절, 특히 하악과두골절로 아래턱 운동에 장애가 심하고 개구량이 너무 줄어들며 안면비대칭이 심해지는 경우
❷ 통증이 심한 퇴행성 관절염의 경우
❸ 류머티즘으로 턱관절 통증이 너무 심해 변형된 뼈를 인공관절로 대치하는 경우
❹ 관절강 안에 종양이 있거나 아래턱 관절이 커지는 경우
❺ 턱관절 주위의 종양(침샘)
❻ 구강암, 후두암, 두경부암
❼ 진성, 가성 강직증(어떤 방법으로도 입이 벌어지지 않는 경우)
❽ 습관적인 탈구
❾ 턱관절 내장증-보존적 방법으로 치료가 불가능한 경우

턱관절 내장증의 경우 근래에는 다양한 보존적 방법으로 대부분 치료되기 때문에 수술은 어떠한 방법으로도 통증 조절이 불가

능하거나 입이 벌어지지 않는 경우로 극히 제한되어 있다. 전 세계적인 지식의 한계에 따른 추세이기도 했지만, 30년 전만 해도 최신·최선의 치료법이라고 믿고, 다투어 많은 수술증례를 보고했다. 이상적인 교합을 만든다고 모든 치아를 갈아서 보철물을 씌우는 돌이킬 수 없는 비가역적 시도들도 지금은 거의 찾아볼 수 없는 치료법이 되었다.

턱관절경을 이용한 수술과 치료법이 소개되어 양호한 결과를 많이 얻었고 유익한 정보와 지식, 경험을 주기도 했지만 수술은 무릎 등 다른 부위 관절경의 활용도에 비하면 사용빈도가 많이 줄어들었다. 그 대신 턱관절 세정술이 다른 보존적 치료법들의 만족스럽지 못한 결과에 큰 도움을 주는 최소한의 수술요법으로 활용되고 있다.

12 양악수술

양악수술이란

'양악수술'이라는 의학 전문용어는 없으며, 일반적으로 상악(위턱)과 하악(아래턱)을 수술하는 경우를 일컫지만, 요즈음에는 상악 또는 하악만 수술하는 경우도 일반적으로 양악수술이라고 한다.

역사적으로는 1849년 헬리헨(Hellihen)이 후천적인 턱의 기형을 쐐기형골절제술로 치료한 것이 양악수술의 시초다. 1935년 바스문트(Wassmund)에 의해 지금과 같은 수술법의 가능성이 열렸고, 1959년 코엘레(Koele)가 아래위턱에 대한 동시 수술을 보고하였다. 1969년 오베게서(Obwegesser)가 지금 가장 많이 하는 위턱 수술법(Le fort 1급 골절단술)을 정리 보고함으로써 양악수술 전성

시대를 열었다.

정확한 학술적 용어로는 악(顎)교정수술(Orthognathic Surgery, 턱의 위치나 모양을 변형시키는 수술)이라고 한다. 양악수술 방법은 몇 가지 다양성이 있다. 그중 제일 빈번한 방법은, 상악은 머리뼈에서 위턱을 분리하고 하악은 양측 턱관절에서 치아가 심어져 있는 아래턱을 분리해서 아래턱을 3조각으로 분리한 뒤 상악과 하악을 정상교합 상태로 위치시킨 다음 뼈들을 고정하는 것이다. 여기에는 출혈과 신경손상이 가장 조심스러운 수술 관련 위험성이다.

부정교합으로 발음과 음식물 씹기가 불편하거나 개교교합(치아가 다물어지지 않는 경우), 구호흡(입이 다물어지지 않아 입으로 숨 쉬는 경우), 장기간 부정교합으로 얼굴에 심한 비대칭이나 기형이 온 경우, 주걱턱(주로 아시아인), 위턱이 크고 아래턱이 작은 경우(주로 서양인) 등에서 일차적으로 교정치료를 생각한다. 하지만 교정만으로 만족스럽지 못한 경우 수술을 위한 교정(교정만 하는 경우와 개념이 상당히 다름)을 한 후 교정 중간(통상 6개월 내지 1년)에 수술을 하고 다시 마무리 교정을 한다.

수술은 얼굴의 중앙선에 아래위 치아들의 중앙선을 맞춘 후 상악과 하악을 고정하는 것으로 씹는 기능, 말하는 기능, 숨 쉬는 기능을 향상시키며, 대부분 안면의 비율과 균형이 맞기 때문에 만족할 만한 외모로 개선된다. 그래도 뼈의 비대칭이나 돌출이 남아 있는 경우 추가로 병행하여 안모개선 수술을 하기도 한다.

턱관절 부정교합, 안면비대칭, 돌출 턱 등이 수술대상

- 음식을 씹거나 물거나 삼키는 데 어려움이 있는 경우
- 만성적인 턱관절 부정교합으로 턱관절에 통증이 있거나 두통이 있는 경우
- 치아 마모가 과도한 경우
- 입을 다물었는데도 위의 치아와 아래 치아들 사이에 공간이 커서 교정만으로 해결이 불가능할 경우
- 얼굴에 외상이나 선천적 기형이 있는 경우
- 안면의 비대칭이 과도한 경우
- 턱이 돌출되었거나 과도하게 들어간 경우

얼굴뼈의 상하전후를 고정하는 기준이 치아교합이기 때문에 치아 교정은 필수적이라고 할 수 있으며, 교정 없이 수술하는 경우는 치아에는 문제가 거의 없으나 골격성으로 비대칭이나 불균형이 심해 외모를 개선하려 할 때에 해당한다.

수술 전에 하는 교정은 보통 알고 있는 교정과 달리 수술 후 턱뼈와 치아가 같이 움직여 아래위 치아가 맞도록 하는 교정이기 때

문에 교정하는 동안에는 치아가 더 안 맞고 교합이 더욱 불안정하다고 느낄 수 있다. 그러나 수술한 후에는 턱뼈가 새로 이동된 위치에서 아래위 치아들이 안정적으로 잘 맞도록 되어 있어 오히려 이동된 턱뼈의 고정과 안정에 도움을 준다.

양악수술과 턱관절이 중요한 관계가 있다고?

교정 전이나 수술 전에 반드시 먼저 확인하고 치료를 시작해야 할 점검사항 중 턱관절 질환 유무의 점검과 치료가 있다. 머리와 위턱에 대하여 아래턱의 위치를 결정하고 유지해주는 중심축이 되기 때문이다.

만약 교정을 턱관절 질환이 있는 상황에서 먼저 했을 경우 아래위 치아들의 교합이 아주 좋아졌더라도 아래턱의 위치가 변하면 몇 년에 걸친 교정을 다시 해야 한다. 그것도 턱관절 치료를 하고 난 다음에 말이다. 더구나 양악수술을 한다고 장기간에 걸쳐 교정하고 힘들여 전신마취해서 수술을 했건만 다시 아래턱 위치가 달라진다면 어떻게 하겠는가. 반대로 수술 전 턱관절에 아무런 증상이 없었는데 수술 후 턱에서 소리가 나고, 턱이 잘 벌어지지 않고, 근육통이 오는 등의 턱관절 증상이 나타날 수도 있다.

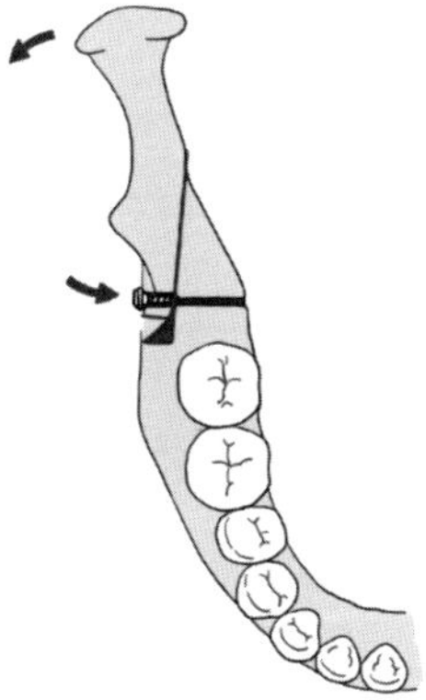

아래턱을 좌우에서 그림과 같이 양쪽의 턱관절을 원래 위치에 두고 아래 치아가 있는 턱 부분을 고정해야 하는데, 고정나사의 조이는 정도에 따라 하악과두와 아래턱의 위치에 변화가 와서 턱관절 질환을 야기할 수도 있다.

다음 그림과 같이 수술 중 턱을 나사로 고정하는 과정에서 원래 있었던 턱의 위치가 변할 수 있기 때문에 수술 전과 수술 중에 각별히 주의하여 이동된 턱뼈를 고정해야 한다.

양악수술의 이해

교정의사는 턱뼈가 바르게 된 후를 기준으로 아래위가 잘 맞도록 치아를 이동시키는 역할을 하고, 구강외과의사는 턱뼈를 올바른 위치로 위치시키는 역할을 한다.

턱 교정수술 과정에는 반드시 교정치료가 동반된다. 대개 턱 교정수술이 필요할 정도이면 치아들이 비정상 상태인 턱뼈에 적응

되어 있기 때문에 수술로 턱뼈 위치를 정상적으로 만들면 오히려 치아가 잘 맞지 않는다. 그래서 위아래 치아의 맞물림 때문에 외모를 개선할 만큼 충분한 양으로 수술하기가 불가능할 뿐 아니라 수술한 후 턱뼈가 아물기도 전에 재발할 수도 있다.

상태에 따라 크게 다르지만 대개 수술 전 짧게는 3개월, 길게는 1년 정도 수술을 위한 교정치료를 받는다. 교정장치가 부착되어 있는 상태에서 수술을 받게 되고 퇴원해서 3~4주 뒤부터 마무리 교정을 받는다. 대개 6개월에서 12개월 정도의 수술 후 교정이 끝나면 모든 치료과정이 끝난다.

수술 전에 교정치료를 먼저 해야 하나

턱 모습을 바로잡는 턱 교정수술을 하면 턱뼈에 심겨져 있는 치아도 함께 움직이게 된다. 따라서 위아래 치아의 맞물림을 바로잡는 교정치료를 하면 ① 치아들을 가지런하게 만들고, ② 아래위 치아들을 각각의 턱뼈에 대해 올바른 위치로 이동시키며, ③ 아래위 치아가 잘 맞게 된다.

일반적으로는 수술 전에 6개월~1년 이상 교정치료를 해서 수술할 때 치아 맞물림이 완벽하게 맞는 것을 목표로 한다. 그러나 요즘은 교정치료와 수술기술의 발달로 수술 전 교정치료 기간이 많이 단축되고 있으며 경우에 따라서는 2~4개월 만에 수술하거나 수술을 먼저 하기도 한다.

수술 전 교정치료 기간이 어느 정도 필요한지는 환자의 치열과 골격상태에 따라 차이가 많다. 하지만 일반적인 기준은 '수술 후 외모가 가장 예쁘고 안정적으로 되게 하려면 치아를 얼마나 움직여야 하는가'다. 수술 전 치아 위치를 전혀 움직이지 않아도 수술하는 데 방해가 되지 않고 수술 후에도 개선된 외모가 그대로 유지될 것으로 판단되면 교정 없이 수술을 먼저 하고 수술 후 교정치료로 충분히 성공할 수도 있다.

그러나 교정치료로 치아 위치를 바로잡지 않고 수술했을 때 턱뼈를 원하는 위치에 두기 어렵거나 턱뼈 위치가 변하면서 교정치료 기간이 길어지고 외모가 오히려 악화되는 증례도 있다. 이런 경우에는 수술 전 몇 개월간 교정치료가 반드시 필요하다.

이와 같이 환자마다 치열이나 골격 상태에 따라 교정치료 기간이 차이가 크므로 수술을 먼저 할 수 있는지, 혹은 수술 전 준비 교정기간이 필요한지는 수술교정을 담당하는 교정의사의 의견에 따르는 것이 좋다.

턱수술을 하는 가장 큰 이유가 '예뻐지기 위해서'이므로 가능한 한 빨리 수술을 받아 개선된 외모를 얻고 싶은 것은 누구나 같은 마음이다. 하지만 단지 '빨리' 수술하기 위해 '좋은 외모와 안정된

결과'라는 더 중요한 가치를 포기하면 안 된다.

또한 수술을 먼저 하고 교정을 나중에 하는 '선수술'은 외모 개선이 뚜렷해서 환자가 강하게 유혹을 느낄 수 있지만, 부정교합이 재발할 가능성이나 재수술 가능성이 높을 수 있기 때문에 모든 경우에 가능하다고 할 수 없으며, 전문교정과 의사의 협진과 판단이 반드시 필요하다.

시술방법

수술 전에 엑스레이, 치아 사진, 모델, 컴퓨터로 가상수술 등을 해보며 수술방법, 위아래 턱뼈의 이동 정도를 결정하기도 한다. 수술은 입원하여 전신마취 상태에서 하게 되며, 수술시간은 수술 종류와 환자 상태에 따라 다르겠지만 1시간에서 7~8시간 걸리는 경우도 있다. 이른바 양악수술의 경우 7일 정도 입원해야 한다.

턱을 고정하기 위해 고정용 강판, 나사, 철사, 고무밴드 등을 사용하며, 흉터가 생기지 않도록 입 안에서 절개하여 수술하는 것이 일반적이다.

수술 후 주의사항

전신마취를 하여 수술하는 다른 경우와 큰 차이는 없지만, 기본적으로 의사의 식이지침을 따르고 과도한 운동은 피해야 한다. 환자 상태에 따라 다르지만 보통 수술 후 1~3주 지나면 붓기가 가라앉아 학교나 직장으로 복귀하여 정상생활이 가능하다. 통증은 약물로 조절할 수 있으며, 대부분 젊은 환자들이므로 회복이 빨라서 초기 한두 달 회복기간을 거쳐 6개월 내지 1년 이내에 교정과 기능회복, 재형성까지 완료될 수 있다.

부작용, 후유증

양악수술은 새로운 수술법은 아니지만 부작용과 합병증을 예방하기 위하여 관리를 소홀히 해서는 안 된다.

- 수술 중이나 수술 후 출혈이 생길 수 있기 때문에 자가수혈을 위하여 수술 전에 미리 본인 혈액을 3파인트(1.5L) 정도 채혈하여 비축해놓고 수술하는 것이 좋다.
- 신경손상: 수술하는 부위에 하치조신경, 설신경, 안와하신경이 있어 수술 중 손상이 올 가능성이 있다. 그중 하악의 하치

조신경 손상이 제일 빈번하나 운동신경이 아닌 감각신경으로 초기 대응을 잘하면 서서히 돌아오는 경우가 많으며, 완전히 절단되었을 때는 왼쪽이나 오른쪽의 해당 부위 구각부(입술 끝부분 하방)에 500원 동전 크기 정도로 감각이 상실될 수 있다.

- 수술 후 감염으로 조직 괴사가 생길 수 있고 심하면 골수염까지 유발한다.
- 기도이상: 동양인 양악수술의 경우 대부분 위턱은 앞으로 당기고 아래턱은 뒤로 이동하며, 기도에도 변화가 오기 때문에 수면무호흡증과 관련성이 거론되고 있다.
- 외부 흉터를 피하기 위하여 입 안으로 수술하지만, 이동된 턱뼈를 고정하기 위하여 1cm 정도 외부 절개를 하는 경우도 있으나, 피부의 주름 방향을 따라 하기 때문에 거의 표시가 나지 않는다.
- 안면 주위 조직의 회귀 성향으로 인한 재발을 우려하는 경우도 있으나 수술 후 안정적이지 못한 교합과 불완전한 고정이 직접적 원인으로 거론되고 있다. 수술을 먼저 하고 후에 교정해도 무방하다는 보고가 늘고는 있으나 재발 위험성이 높기 때문에 수술 전에 정확히 진단하여 결정해야 한다.
- 턱관절은 아래턱 운동의 중심축이기 때문에 수술 전에 턱관절 질환을 완전히 치료해야 하며, 수술 후에도 턱관절 위치

가 달라지거나 가해지는 힘이 달라져서 턱관절 장애를 유발할 수도 있다.

양악수술, 이것이 궁금하다

양악수술은 위험한가

전신마취를 하는 수술이니만큼 마취에 따른 부작용 가능성이 아주 없는 것은 아니다. 또한 오랜 기간 지속된 이 수술에 대한 지식이 많이 쌓였고 좋은 경험과 나쁜 경험이 많음에도 가끔 사고가 난다. 그러나 수술 전에 미리 충분히 검사하고 체계적으로 준비해 알려진 부작용을 예방하고 발생 가능성을 최소화하려고 노력하므로 위험하다는 이유로 꼭 필요한 수술을 포기할 정도는 아니라고 본다. 의사, 시설, 경험을 검토하고 정식으로 수련을 받고 경험이 많은 구강악안면외과의사, 교정과의사, 성형외과의사와 사전에 충분히 상의하여 결정하는 것이 위험을 피하는 최선의 방법이다.

수술 후 흔적이나 흉터가 남나

입 안으로 절개하는 수술이므로 얼굴에는 흉터가 거의 남지 않는다. 경우에 따라서는 뼈를 확실히 고정하고 하루라도 빨리 음식을 먹게 하려고 양쪽 볼 쪽을 1cm 정도 절개한 후 나사로 뼈들을 확실하게 고정한 다음 봉합하기도 한다. 하지만 안면 피부 주름 방향을 따라 절개하기 때문에 육안으로는 흉터가 거의 보이지 않는다.

수술 직후에는 음식을 어떻게 먹나

수술 후 고정하는 정도, 수술의 종류와 크기, 교합관계에 따라 차이가 크다. 대개 수술 첫날에서 2주 정도는 고무줄로 위아래 치열을 고정하지만, 필요에 따라 고무줄을 제거할 수도 있고, 본인이 걸 수도 있기 때문에 처음에는 액체 종류, 그리고 점진적으로 순두부, 계란찜 같은 무른 음식은 모두 먹을 수 있다. 하지만 음식으로 인해 염증이 생기는 것을 예방하기 위해 입 안을 청결하게 하는 방법을 동원해야 한다.

수술 후 일상생활에 적응하는 데 얼마나 걸리나

수술 종류와 크기·내용에 따라 사람마다 차이가 커서 일률적으로 이야기하기 어렵다. 하지만 수술할 때는 7일 정도 입원하게 되고 말을 편하게 하려면 2~4주, 붓기가 완전히 빠지려면 4~5주, 편하게 식사하려면 4~6주 필요하다.

수술할 때 아픈가

전신마취를 한 뒤 수술하기 때문에 수술 도중에는 통증을 전혀 느낄 수 없다. 마취에서 깨어날 즈음에는 어느 정도 통증과 불편감이 있을 수 있으나 수술 종류와 크기, 수술 시간에 따라 개인 차이가 있다. 수술 후 주의사항, 처치법에 따르고 개인별로 처방된 약을 제때 복용하고 의사 지시에 잘 따르면 누구나 견딜 수 있다.

꼭 수술해야 하나

수술을 결정하는 이유가 대부분 교정만으로는 만족스러운 결과를 얻을 수 없기 때문일 것이다. 좀더 쉽게 설명하면, 치아 뿌리들이 턱뼈 속에 있는데 교정만으로는 그 속에서 치아뿌리를 이동하는 데 한계가 있기 때문이다. 턱뼈 자체를 움직여 아래위 치아의 교합을 개선하면 대부분 얼굴 모습은 개선되나 비대칭이 심하거나 뼈의 돌출과 함몰이 심한 경우에는 부가적인 수술을 할 수도 있다.

또 치아 교정만 할 때보다 수술로 교정하는 것이 상당한 차이를 보일 수 있다. 예를 들어 수술을 위한 교정을 하는 동안에는 오히려 아래위 치아가 더 맞지 않고 엉뚱한 방향과 각도로 움직이지만, 수술로 턱뼈와 치아를 같이 이동시킨 후에는 바로 교합이 안정된다.

13 임플란트

당뇨병 환자도 임플란트를 할 수 있나

당뇨 때문에 치아가 심하게 흔들리고 피가 나는 것은 물론 입에서 냄새가 심하고 통증에 시달린다. 그래서 치아를 빼고 임플란트를 하려고 했더니 당뇨가 있어서 실패할 확률이 높다고 한다. 거기에 뼈도 모자라 골이식을 해도 염증이 생겨 잘 낫지 않다보니 임플란트는 물론 치료 자체를 기피한다. 고가의 임플란트 치료에 대한 기대감이 높지만 실패할까 봐 두렵기 때문이다.

하지만 의사가 당뇨에 대해 충분히 이해하고 있고 경력이 충분하며, 환자가 청결을 유지하고 혈당을 조절하려고 꾸준히 노력할 자세가 되어 있다면 건강한 사람들처럼 성공적인 임플란트를 기대할 수 있다.

당뇨가 있어서 발치하게 되었을 경우 환자들은 장기간의 면역 능력 저하로 입 안에 만성 염증(만성치주염)이 생겨 출혈과 고름에 치조골(턱뼈)이 소실되었을 테고, 뼈의 밀도도 떨어져 있어 임플란트를 하기에 최악의 상황일 것이다.

따라서 당뇨 조절이 최우선이고 풍치, 충치 등 감염 위험을 전부 치료한 후 총괄적인 치료계획을 새로 세울 필요가 있다.

조절이 되는 당뇨 환자이고 구강 내 염증치료가 잘되었더라도 건강한 사람에 비하여 출혈 가능성과 감염 가능성이 높으며, 이미 골밀도 저하가 있을 수 있기 때문에 충분히 여유를 두고 보철을 해야 한다. 수술 시 저혈당이나 고혈당에 의한 쇼크를 긴밀히 관찰해야 하고, 스트레스나 긴장감을 줄여야 하며, 사전에 충분히 준비해 수술시간과 치료시간을 최대한 줄여야 한다.

수술시간을 줄이기 위하여 수술 전에 미리 CT(컴퓨터단층)촬영을 해서 골밀도를 분석함으로써 가능한 한 충분한 길이의 임플란트를 심을 수 있다. 레이저를 이용해서 출혈을 줄이고 시간도 단축하면서 감염 위험성을 줄인다는 주장이 있으나, 매우 고가장비인데도 실질적으로 치료시간 단축에는 효과적이지 않다는 주장도 강하다.

또한 수면 치과치료로 임플란트를 시술하면 수술하는 동안 스트레스가 없기 때문에 혈당 변화에 영향이 아주 적다는 장점이 있으나, 한편으로는 경험이 많은 의사의 세심한 주의가 필요하다.

간혹 특정회사 제품을 홍보하는 차원에서 장점을 특히 강조하여 한 시간 안에 모든 치료가 끝날 수 있고, 뼈가 좋은 곳만 골라 심기 때문에 뼈 이식이 필요 없으며, 출혈도 없어 면역력이 떨어진 당뇨 환자에게 아주 적합하다는 보고들이 있기는 하나 아직은 비교적 단기간의 보고라는 아쉬움이 있다.

한편으로는 임플란트 수명이 이미 반평생 또는 몇십 년을 사용한 보고들이 증가하고 있고, 80대 중후반 내지 90대 초반 고령자들의 임플란트 시술요구가 증가하는 현시점에서 치료기간이 몇 달 더 걸리더라도 수십 년을 사용할 수 있는 장기간의 결과를 위한 단계적 접근이 필요할 수도 있다.

그러나 무엇보다 일단 성공한 임플란트들의 유지·관리가 더욱 중요하다. 이미 당뇨로 면역력이 떨어져 있고, 만성 치주염으로 치아를 뺀 경험이 있으며, 치아를 빠게 만든 세균들이 입 안에 남아 있기 때문에 아무리 단단하고 매끈한 티타늄이라는 재료로 만들어진 임플란트라도 더욱 자주, 세심하게 개인에게 적합한 청결 유지·관리 계획을 세워 꾸준하게 관리해야만 임프란트주위염(자연치아의 풍치)에 시달리지 않고 오래오래 사용할 수 있다.

당뇨 환자 진료 시 주의사항

❶ 하루에 칫솔질을 세 번 하고 치간칫솔, 치실, 워터제트(water jet) 등 사용 가능한 모든 청결도구를 사용한다.

❷ 의사와 상의하여 자신에게 적합한 청결 프로그램을 세워 실행한다.

❸ 입 안이 건조하지 않도록 한다.

❹ 자각증상이 없어도 의사 권유에 따라 정기적인 검사를 받는다.

❺ 저혈당을 방지하기 위해 치료 당일 아침식사는 반드시 한다.

❻ 치료시간은 가능한 한 오전으로 한다.

❼ 당뇨약 복용 후 1시간 정도 지나서 진료를 받는다.

❽ 스트레스 요인을 피하고 술, 담배는 끊는다.

❾ 수술 중 스트레스와 혈당의 급격한 변화를 줄이기 위하여 통증, 출혈, 수술시간을 최소화하고, 마취를 충분히 하거나 수면마취 등을 이용한다.

❿ 칫솔질할 때 혀는 물론 최후방 치아의 뒷면까지 골고루 충분히 닦아준다.

⓫ 수술 중에는 물론 수술 후에도 저혈당 증상을 꼭 확인하고 혈압 산소포화도를 확인하여 조치해야 한다.

임플란트의 수명은 몇 년일까

지금 많이 사용되는 골유착성임플란트의 수명에 대하여 1980년대 초만 해도 5년 생존율에 대한 보고들이 주류를 이루었고, 1990년대에 10년 성공률이 주류를 이루더니 2000년대에는 장기 관찰 결과라는 보고로 바뀌었다. 그 대신에 특정 수술이나 재료를 이용한 경우에 대한 성공률과 관찰결과들이 주류를 이루게 되었다.

요즈음은 조심스럽게 '반영구적'이라고 하며, 필자의 경우 이미 30년이 넘은 증례들은 제법 많이 축적되어 있다. 더욱이 30년 넘은 증례 중에는 구강암 수술 후 갈비뼈나 장골 등 자가골을 이식하여 턱관절과 턱(상·하악골)을 재건한 후 이식된 골에 심어서 사용한 지가 30년을 훌쩍 넘어 지금까지 별 탈 없이 사용하는 환자들이 있다.

한편으로는 제대로 사용해보지도 못하고 몇 달 지나지 않아서 빠져버리는 경우도 있다. 사실은 초기, 단기에 실패할 확률이 훨씬 높으며, 초기에는 감염, 부주의에 의한 골유착의 실패로 한두 달 사이에 약간 불편하기는 했지만 아프지도 않은데 "뭐가 빠졌어요"라면서 빠진 임플란트를 들고 오는 분들도 있다. 이 경우는 대부분 감염이나 초기 고정 실패로 빠지는 것이다. 이 시기를 넘어

보철을 하고 식사를 하기 시작한 후 1년 이내에 빠지는 경우는 힘을 지나치게 받아 골유착이 무너진 것이다. 이렇듯 거의 대부분의 실패가 1년 이내에 일어난다.

일단 1년이 지나면 장기 사용할 가능성이 매우 높으며, 일부러 임플란트를 제거한다고 가정해도 과정이 너무 끔찍하다.

그러나 불행하게도 임플란트 전에 풍치, 치주염으로 관리가 잘못되어 발치했던 환자, 당뇨가 생기거나 혈당 관리를 게을리해서 실패하는 경우, 임플란트에 대한 기대가 너무 높아 닦지 않고 내버려두어도 쇠로 만들어져 문제없을 것이라는 지나친 기대감 등으로 의사의 충고나 지시를 따르지 않는 경우에는 실패할 확률이 높아진다.

임플란트의 성공은 "음식물을 먹으면서 처음 1년에 1mm, 그다음 해부터 1년에 0.1mm씩 뼈가 내려간다"라고 정의되어 있으므로 아주 성공적일 경우 11년에 2mm 정도 뼈가 내려가는 것을 목표로 한다.

그러나 임플란트 주위 뼈가 힘을 받기 시작하여 자연치아처럼 큰 힘을 받으려면 1년간의 적응 기간이 필요하여 뼈가 1mm 내려가는 것이므로 이 기간에는 점진적으로 힘을 가하는 것이 바람직하다.

입 안의 위생관리가 장기 사용의 관건이며, 잘되지 않을 경우

자연치에서 잇몸질환(풍치)이 생기는 것처럼 임플란트 주위에도 염증이 발생하며(임플란트주위염), 주변 뼈가 녹아버린다면 결과적으로 몇 년 안에 임플란트를 제거해야 하는 상황이 올 수도 있다.

임플란트주위염이 발생하면 염증조직을 제거하고 노출된 임플란트 표면을 매끄럽게 하며 박테리아의 독소를 중화해 독소에 의한 뼈의 파괴를 막고 잇몸을 다시 건강하게 해주는 간단한 처치를 한다. 한번 염증이 생긴 부위는 소홀히 관리하면 재발하는 경향이 있기 때문에 처음부터 생기지 않도록 예방하는 것이 최상이다.

자연치아와 달리 임플란트는 주위염증이 생기고 지나친 힘을 받아 주위 뼈가 깨지고 흡수되어 내려가도 통증을 거의 느끼지 못하기 때문에 개개인에 맞는 적합한 청결방법을 의사와 상의하여 시행하고, 의사가 권장하는 정기검진을 받는 것이 오래 사용할 수 있는 가장 좋은 방법이다.

임플란트 수술을 받을 수 없는 경우

- 최근 협심증 또는 심근경색으로 통증이 있었던 환자
- 심한 당뇨를 모르고 있거나 치료받지 않는 환자
- 심한 골다공증으로 장시간 주사 처방을 받은 환자
- 수술 후에는 심각한 골괴사증이 올 수 있으므로 충분한 관찰

이 필요하다.

- 구강 내에 전암병변이나 암이 있는 경우
- 암 수술 후 재발 여부 확인이 필요하며 방사선치료, 항암제 사용 여부에 따라 실패 가능성이 매우 높으므로 다양한 요인을 고려하여 신중히 결정해야 한다.
- 임플란트 시술 전에 구강 내의 급만성 염증을 완전히 치료한 뒤 시행해야 한다.
- 전신질환 또는 정신질환 등으로 구강 관리가 안 되는 환자
- 성장기 청소년의 경우 임플란트 수술은 턱뼈 성장을 저해하고 심어놓은 임플란트 위치가 변동할 가능성도 있다.

14 고령자, 고혈압 환자, 당뇨 환자 등의 치과치료

고령자의 치과치료

몇 년 전부터 국내에서는 건강보험으로 고령(65세 이상) 환자들의 경우 임플란트를 두 개까지 시술할 수 있게 되어 많은 고령자가 혜택을 받고 있다. 그러나 아직도 환자는 물론 보호자들도 고령의 부모님이 과연 임플란트를 해서 성공할 수 있을까 하는 의구심에서 완전히 자유롭지는 못하다. 그러나 고혈압을 비롯한 당뇨, 골다공증 같은 성인병이 있는 고령 환자도 임플란트 시술이 가능하다는 임상결과는 이미 오래전에 보고되었다.

필자는 2006년 12월, 앞서 3년간 93세 환자를 포함해 70세 이상 고령자 112명에게 461개 임플란트를 시술한 임상결과 97% 성공률을 보고하여, 주의사항을 지키고 조심만 한다면 일반적인 경우와 큰 차이 없이 고령의 성인병 환자들도 시술받을 수 있다는 내용을 발표하였다.

일반적으로 70세 이상 고령자의 임플란트 시술은 고혈압, 당뇨, 골다공증 등으로 면역력이 많이 떨어져 매우 낮은 성공률을 보이거나 시술이 뼈와 관련되어 있어 치유가 느리기 때문에 오랫동안 숙달된 의사들도 극히 소수 환자에게만 매우 제한적으로 시술해 왔으며, 연구 역시 주로 젊고 건강한 환자들을 대상으로 실시되어왔다.

전신질환자의 치과치료

잇몸과 치아, 뼈 등 치아 주위조직과 입 안의 조직들은 전신적인 이상이 있을 경우 그 변화를 바로 느낄 수 있는 매우 예민한 기관으로 입 안의 전조증상을 통하여 전신질환을 알 수 있다. 또 심각한 질병을 조기에 발견함으로써 더 악화되는 것을 미연에 방지할 수 있음은 물론 때로는 큰 재앙을 막을 수도 있다.

실례로 입에서 피가 난다며 단순 잇몸염증으로 치료받으러 온 환자들 중에서 본인은 모르고 있던 백혈병을 발견하여 치료한 경우도 있으며, 당뇨 같은 전신질환이 있으나 스스로 알지 못하다가 치과치료를 받으러 와서야 자신이 위와 같은 질환을 앓고 있다는 것을 발견하는 사람들은 더 많다. 따라서 임플란트를 위한 구강검사의 경우 더욱 정밀하게 전신질환과 관계를 염두에 두고 시행해야 한다.

장기·단기 복용 중인 약물에 의한 침샘의 기능저하, 고령으로 인한 침샘의 기능저하도 반드시 고려해야 한다.

고혈압 환자의 치과치료

치과치료에 대한 생각만으로도 혈압이 오를 수 있는데, 하물며 통증에 대한 두려움, 치료에 대한 불안과 스트레스로 혈압의 급상승을 초래할 수 있다. 더욱이 아스피린 등의 혈전용해제를 일주일 정도 끊고 치료하는 경우가 많아 내과의사와 상의한 후 치료하는 경우에도 대부분 환자들의 불안을 완전히 씻어줄 수 없다. 때로는 심근경색이나 졸도 등 매우 위급한 상황을 초래할 수도 있다.

개인에 따라 차이가 있을 수는 있으나 긴장하기 쉬운 치과 시술이나 임플란트 시술을 하는 동안에는 혈압과 산소포화도 등을 지속적으로 측정하는 것이 바람직하며 높은 혈압을 나타낼 때는 내과의사에게 자문해야 한다.

장기간 혈전용해제를 복용한 환자의 경우 일주일 정도 용해제를 복용하지 않았어도 스케일링 등 간단한 치료에도 출혈이 심할 수 있고, 환자 자신이 불안에서 자유롭지 못할 수 있기 때문에 출혈에 대한 만반의 준비를 하고 시술에 임해야 한다.

당뇨 환자의 치과치료

만성당뇨의 경우 고혈압, 심근경색, 시력장애 같은 합병증에 시달릴 가능성이 크고, 말초신경이상으로 입 주위의 감각이상이나 혀가 화끈거리는 것 같은 증상이 나타날 수 있으며, 입 안이 자주 헐고 잇몸병이 생기기 쉬울 뿐 아니라 염증도 정상인들에 비하여 잘 낫지 않는다. 그러므로 치과치료 전에 당뇨를 먼저 조절해야 하고, 치과치료를 받을 경우 반드시 환자 본인이 조절된 당뇨수치를 알고 있어야 하며, 의사에게 미리 말해야 사고를 예방할 수 있다.

치과진료 전 의사에게 꼭 말해야 하는 사항

심장병, 고혈압, 당뇨, 결핵, 폐질환, 간염, 신장질환, 성병 등 전신질환을 앓고 있거나 앓은 적이 있는지, 지혈이 잘 안 되거나 백혈병, 혈우병 등 혈액질환이 있는지, 다른 약을 복용하거나 약물처치를 받고 있는지, 항생제나 마취약 등에 대한 과민반응 여부, 임신 여부(여성의 경우), 장기이식·인공판막 등을 수술받은 경우, 스텐트 시술 등을 했을 경우에는 감염에 매우 민감하므로 반드시 치료 전에 얘기해야 하며 치료할 때도 주의를 기울여야 한다.

치과에서 진료시작 전 문진할 때 치과질환 이외의 다른 부분을 질문하는 것에 대해 대수롭지 않게 생각하거나 귀찮게 여기는 경우도 있는데, 앞서 말한 바와 같이 전신질환과 치과치료는 매우 밀접하게 관련되어 있으므로 진료 시작 전에 환자 자신에 대한 충분한 정보를 주어 위험을 예방하고, 위험을 최소화하여 안전한 치료를 받을 수 있도록 하는 것이 무엇보다 중요하다.

중앙생활사 Joongang Life Publishing Co.
중앙경제평론사 | 중앙에듀북스 Joongang Economy Publishing Co./Joongang Edubooks Publishing Co.

중앙생활사는 건강한 생활, 행복한 삶을 일군다는 신념 아래 설립된 건강 · 실용서 전문 출판사로서
치열한 생존경쟁에 심신이 지친 현대인에게 건강과 생활의 지혜를 주는 책을 발간하고 있습니다.

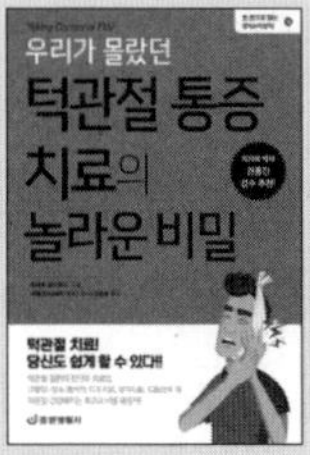

우리가 몰랐던 턱관절 통증 치료의 놀라운 비밀

초판 1쇄 인쇄 | 2018년 11월 1일
초판 1쇄 발행 | 2018년 11월 5일

지은이 | 로버트 업가르드(Robert O. Uppgaard)
감　수 | 권종진(JongJin Kwon)
옮긴이 | 장성준(SungJune Jang)
펴낸이 | 최점옥(JeomOg Choi)
펴낸곳 | 중앙생활사(Joongang Life Publishing Co.)

대　　표 | 김용주
책임편집 | 이상희
본문디자인 | 박근영

출력 | 한영문화사　종이 | 한솔PNS　인쇄 · 제본 | 한영문화사

잘못된 책은 구입한 서점에서 교환해드립니다.
가격은 표지 뒷면에 있습니다.

ISBN 978-89-6141-223-0(03510)

원서명 | TAKING CONTROL of TMJ

등록 | 1999년 1월 16일 제2-2730호
주소 | ㊕ 04590 서울시 중구 다산로20길 5(신당4동 340-128) 중앙빌딩
전화 | (02)2253-4463(代)　팩스 | (02)2253-7988
홈페이지 | www.japub.co.kr　블로그 | http://blog.naver.com/japub
페이스북 | https://www.facebook.com/japub.co.kr　이메일 | japub@naver.com
♣ 중앙생활사는 중앙경제평론사 · 중앙에듀북스와 자매회사입니다.

※ 이 도서의 국립중앙도서관 출판시도서목록(CIP)은 서지정보유통지원시스템 홈페이지(http://seoji.nl.go.kr)와
국가자료공동목록시스템(http://www.nl.go.kr/kolisnet)에서 이용하실 수 있습니다.(CIP제어번호: CIP2018032158)